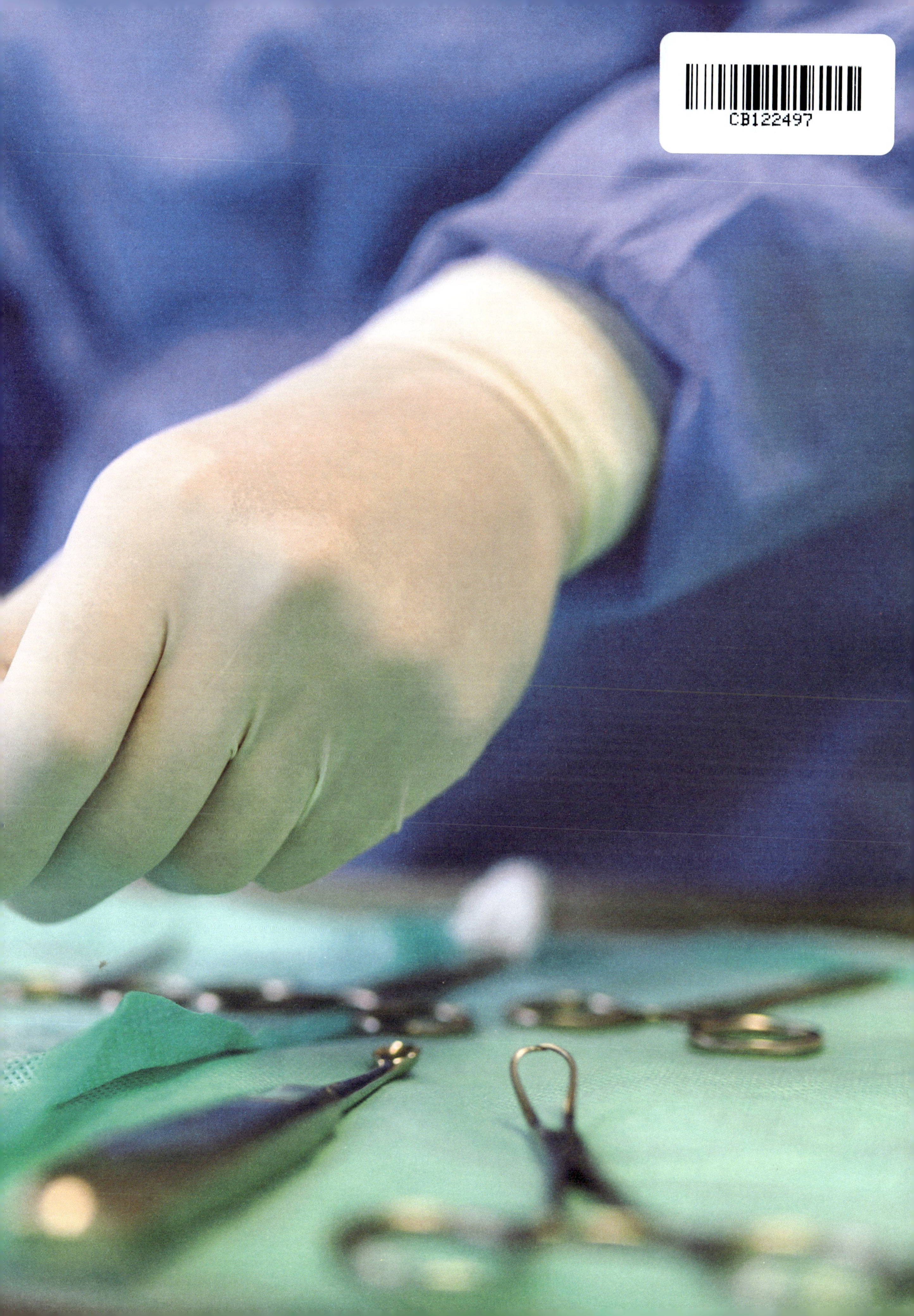

MANUAL DE

Instrumentação Cirúrgica

PAE
EDITORA

Editor
Cristian Muniz

Coordenação Pedagógica
Geovana Muniz

Revisor Técnico
Allvaro Cristiano Oliveira da Cunha

Projeto Gráfico e Editoração Eletrônica
WK Editoração Gráfica

Capa
Rafael Carvalho

Dados Internacionais de Catalogação na Publicação (CIP)
(Câmara Brasileira do Livro, SP, Brasil)

Manual de instrumentalização cirúrgica / Alister de Miranda Cará... [et al.]. -- 1. ed. -- São Paulo : Pae Editora, 2023.
Outros autores: Aretha de Fátima do Amaral Santos, Débora Vieira de Almeida, Janete Hatsuko Komessu, Gabrielle Bento Guatura, Hemeriton Tácio de Carvalho, Nilson Thiago Silva.

Bibliografia.
ISBN 978-85-5558-231-8

1. Centro cirúrgico 2. Cirurgia - Estudo e ensino 3. Cirurgia bariátrica - Manuais, guias, etc. 4. Infecção hospitalar 5. Instrumentos e equipamentos cirúrgicos - Esterilização
6. Pacientes - Cuidados 7. Procedimentos cirúrgicos I. Cará, Alister de Miranda. II. Santos, Aretha de Fátima do Amaral. III. Almeida, Débora Vieira de. IV. Komessu, Janete Hatsuko. V. Guatura, Gabrielle Bento. VI. Carvalho, Hemeriton Tácio de. VII. Silva, Nilson Thiago.

23-145109 CDD-617
NLM-WO-100

Índices para catálogo sistemático:

1. Cirurgia : Ciências médicas 617

Aline Graziele Benitez - Bibliotecária - CRB-1/3129

Impresso no Brasil

PAE EDITORA
Rua: Saguairu, 274
012514-000 – São Paulo – SP
Tel: 11 3222-9015
www.pae.com.br

MANUAL DE

Instrumentação Cirúrgica

Alister de Miranda Cará

Aretha de Fátima do Amaral Santos

Débora Vieira de Almeida

Janete Hatsuko Komessu

Gabrielle Bento Guatura

Hemeriton Tácio de Carvalho

Nilson Thiago Silva

PAE

EDITORA

Os Autores

(MINI CURRÍCULO)

Aretha de Fátima do Amaral Santos - Enfermeira, mestrado em Ciências com Ênfase em Epidemiologia pela Escola de Saúde Pública da Universidade de São Paulo (USP), MBA – Executivo em Saúde pela FGV, Licenciatura em Pesquisa e Ensino em Saúde pela Universidade Metropolitana de Santos. Atualmente é Supervisora dos Núcleos de Informação, Educação e Políticas de Saúde do Município de São José dos Campos. Autora dos livros "Guia Prático de Enfermagem, Farmacologia e Cálculo de Medicação para Enfermeiros e Cartilha Covid 19."

Débora Vieira de Almeida - Enfermeira, mestrado e doutorado pela Escola de Enfermagem da Universidade de São Paulo (USP), pós-doutorado pela Universidade Estadual Paulista (Unesp). Atualmente é Analista em Saúde do Núcleo de Qualidade da Secretaria de Saúde de São José dos Campos. Autora do livro "Humanização dos cuidados em saúde: uma proposta conceitual".

Allvaro Cristiano Oliveira da Cunha - Enfermeiro - Especialista em centro cirúrgico e CME pela Faveni, MBA Gestão de Processos de Esterilização para Produtos de Saúde pela CCIH cursos; Pós-graduado em Gestão da Qualidade e Acreditação Hospitalar pela IBEC; Bacharel em Enfermagem pela faculdade Anhanguera; Membro da SOBBEC - Sociedade Brasileira de Enfermeiros de Centro Cirúrgico, Recuperação Anestésica e Central de Material e Esterilização.

Hemériton Tácio da Silva Carvalho - Sócio, proprietário e docente na Salus Educcare – Educação Permanente, empresa de treinamento. É enfermeiro, doutorando em Educação e Saúde pela Universidade Nacional de Rosário, Especialista em Estomaterapia, Terapia Intensiva Neonatal/Pediátrica, Cardiologia em Enfermagem e Terapia Intensiva Adulto. Habilitado na Punção de Cateter PICC Neo/Ped/Adu e na Inserção de KTU. Exerce a Docência Universitária desde 2008, em cursos de Graduação e Pós-Graduação Lato Sensu. Inserido como Regular Member of North American Nursing Diagnosis Association: NANDA International – Kaukauna/United States of America-USA.

Profa. Ms. Gabrielle Meriche Bento Guatura - Enfermeira. Mestre em Ciências pela Escola de Enfermagem na Universidade de São Paulo (USP) na linha de paciente Cirúrgico pelo Programa em Enfermagem na Saúde do Adulto e Doutoranda na UNESP/ICT - SJC, na área de concentração de microbiologia e imunologia, Especialista em CC/CME/SRPA e em Segurança do Paciente. Atualmente está à frente da coordenação e docência em Enfermagem da Faculdade Santo Antônio (FSA), além de atuar na área de gestão de enfermagem em bloco cirúrgico e supervisão do setor de compras e faturamento de material de alto custo OPME. Experiência em Auditoria de DMI.

Dr. Alister Miranda Cará - Graduado em Medicina em 1984, obteve o título de mestre em Farmacologia pela Universidade Estadual de Campinas em 1994 (UNICAMP). Tem experiência na área de Medicina com ênfase em Cirurgia Geral, laparoscópica e endo-urológica. Possui pós-graduação em pesquisa básica em farmacologia e cirurgia. Professor da disciplina de Metodologia Clínica, Clínica Cirúrgica e coordenador do internato em cirurgia da FCM de São José Campos.

Janete Hatsuko Komessu - Enfermeira, mestrado pela Escola de Enfermagem da Universidade de São Paulo (USP), especialista em Administração Hospitalar pela Faculdade de Saúde Pública da USP. Especialista em Enfermagem em UTI pela Sociedade Brasileira de Terapia Intensiva. Atualmente é docente do Curso de Graduação em Enfermagem da Faculdade de Ciências Médicas da Santa Casa de São Paulo (FCMSCSP) e coordenadora do Curso de Especialização em Enfermagem na Assistência ao Adulto em Unidade de Terapia Intensiva da FCMSCSP.

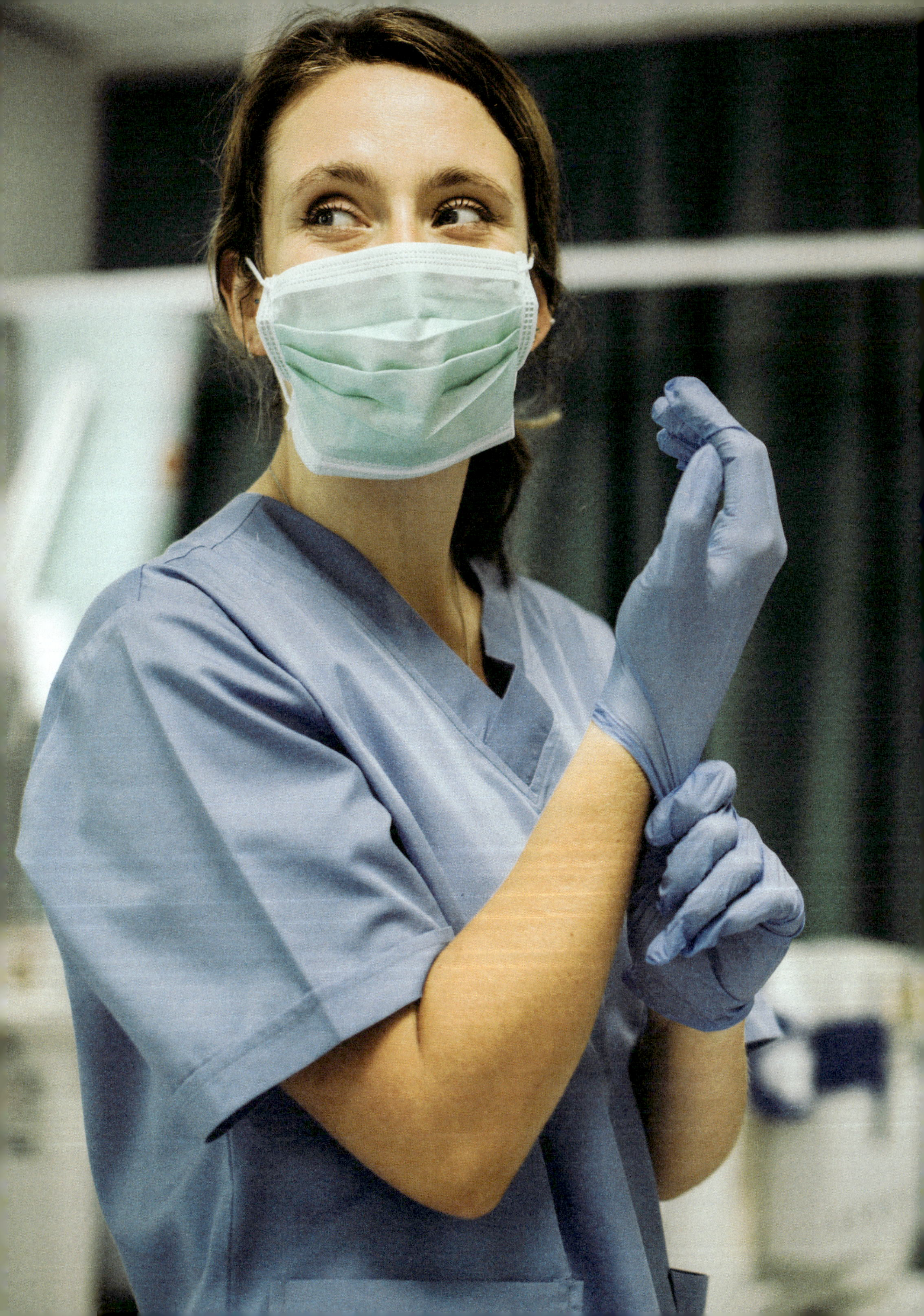

Prefácio

O Manual de Instrumentação Cirúrgica construído e apresentado pelos autores Alister de Miranda Cará, Aretha de Fátima do Amaral Santos, Débora Vieira de Almeida, Janete Hatsuko Komessu, Gabrielle Bento Guatura, Hemeriton Tácio de Carvalho e Nilson Thiago Silva é de leitura clara e simples. Este manual transcende a instrumentação, pois aborda aspectos importantes e atuais da organização estrutural, de trabalho e tratamento cirúrgico nos ambientes hospitalares, tais como organização estrutural de um Centro Cirúrgico; aspectos relacionados a infecção operatória, tema esse tão temido e combatido para uma boa prática de saúde hospitalar; aspectos de segurança do paciente trazendo à luz do conhecimento práticas adotadas em Instituições acreditadas; um verdadeiro guia de posicionamento do paciente nos diversos tipos de cirurgia; o material cirúrgico trazido de forma pragmática e detalhada quanto a sua composição, maneiras de manuseio, cuidado e preparo; aborda por fim as cirurgias laparoscópicas e robóticas, de maneira prática e teórica. No decorrer da leitura da obra podemos encontrar QR codes que acionados trarão vídeos gravados com exclusividade, servindo de apoio ao conteúdo escrito. Com essa abordagem, este manual passa a ser um elemento importante no apoio à formação de profissionais de saúde, com destaque para a graduação médica e de enfermagem.

Carlos Alberto Maganha
Gestor Hospitalar
Mestre em Medicina pela Faculdade de Medicina da Universidade de São Paulo
Diretor Técnico do Hospital Municipal Dr. José de Carvalho Florence

Homenagem especial aos profissionais da saúde

Nesta singela dedicatória aos Profissionais de Saúde quero aqui discorrer pelo olhar humano, uma vez que, pelo olhar técnico, todos que aqui se debruçarem ao estudo com dedicação terão acesso, através deste riquíssimo livro, a um verdadeiro compêndio atualizado sobre a matéria que versa.

Então, acreditando que por trás de toda aprendizagem contínua individual, que deve se somar à coletiva e institucional para o êxito perfeito, temos que atentar às leis que precedem às técnicas, aos instrumentos, aos meios... Aqui quero me atentar aos seres, atores desta "peça" que se dedica à cuidar da vida humana, proporcionando promoção, prevenção, tratamento, reabilitação e cuidados paliativos , fechando o ciclo da vida, com seus cuidados imprescindíveis, desde o momento do nascimento até a morte... e é neste contexto mágico onde todos os Profissionais de Saúde vão se inserindo na história de todos nós.

Aí está a magia que sob este olhar atento da missão confiada nos faz trabalhar cada vez mais e melhor, rendendo à Deus graças pela oportunidade de poder, através de toda técnica, tocar o coração das pessoas e transformar a dor em alívio e cura. E para este fim, não existe nenhum instrumento, equipamento, aparelho de ponta que substitua o AMOR, os olhos nos olhos, a mão na mão.

Deixo aqui então meu carinho, respeito e admiração a todos os Profissionais de Saúde que, independentemente de todas as dificuldades e privações dos serviços, conseguem, assim mesmo, utilizar o único instrumento que tem o dom de curar e mudar qualquer história, o AMOR.

Dra. Margarete Carlos da Silva Correia
Secretária de Saúde de São José dos Campos - SP

SUMÁRIO

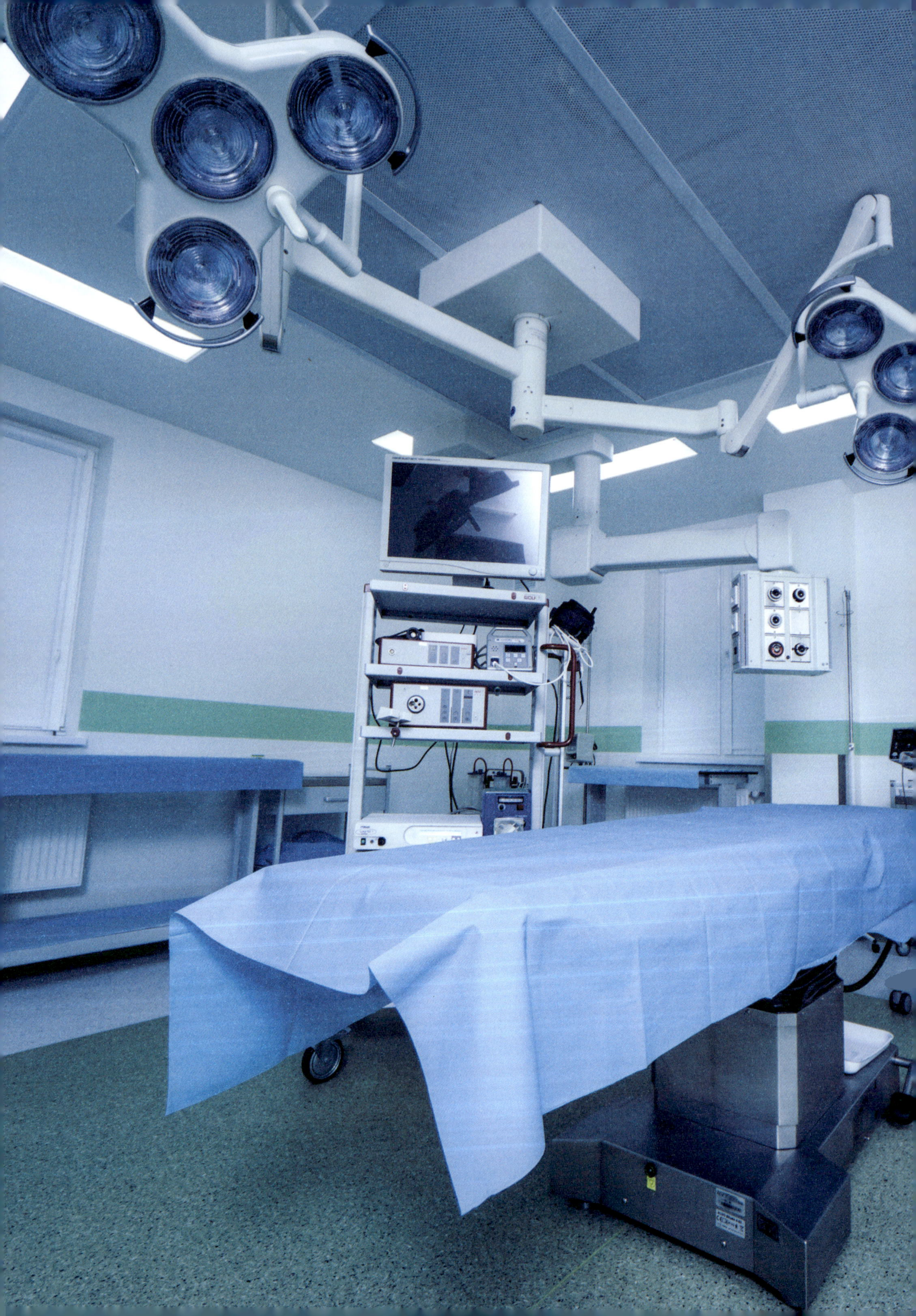

CAPÍTULO 1

O Centro Cirúrgico

O centro cirúrgico é uma unidade hospitalar de alta complexidade e, como tal, requer profissionais de enfermagem qualificados e equipamentos de tecnologia avançada destinados à manutenção do suporte de vida para clientes que serão submetidos à intervenção cirúrgica.

É uma unidade especializada, formada por salas destinadas à realização das mais variadas cirurgias, dependendo das características assistenciais de cada unidade. Unidades de recuperação pós-anestésica e central de materiais e esterilização são unidades que geralmente fazem parte da composição do bloco cirúrgico, visto que, na maioria das vezes, essas unidades estao localizadas no mesmo espaço físico dos centros cirúrgicos.

Contexto Histórico

Na Europa, durante os séculos XII e XIII, sangrar e amputar eram os principais atos cirúrgicos aplicados por cirurgiões-barbeiros, conhecidos assim na França e no restante da Europa. No século XVII eles ainda existiam em grande número e ocupavam a prática cirúrgica, ainda neste século já eram conhecidos os cirurgiões ligados às escolas médicas, e foram alcançadas técnicas para atendimento das fissuras e luxações, fístulas e cuidados com as feridas.

No Brasil, no início do século XVIII, encontramos poucos relatos sobre o ensino da cirurgia. A transferência do vice-reinado, em 1763, trouxe um programa que se refletiria também no ensino da cirurgia. Em 1790 é nomeado Cirurgião Mor da Misericórdia Antônio José Pinto, que ali ministrou o I Curso Regular de Operações, Clínicas e Técnicas Cirúrgicas. Com a chegada da família real em 1808, iniciou-se um "surto" de progresso intelectual e material, e o português Joaquim da Rocha Mazarm é reconhecido como o primeiro professor de cirurgia.

Em 1832 é realizada uma reforma que transformou em faculdades as escolas de medicina da Bahia e do Rio de Janeiro.

Na formação do corpo docente da Faculdade de Medicina do Rio de Janeiro já se encontram características de setorização no ensino. Assim, assumiu, em 1833, a cadeira de operações o professor Candido Borges Monteiro, enquanto Manoel Feliciano Pereira de Carvalho, a de Clínica Cirúrgica, e Francisco Júlio Xavier, a de parto.

O desenvolvimento do conhecimento no início do Século XIX, auxiliou no crescimento da cirurgia. Importante citar o controle da hemorragia, com novos recursos técnicos, a assepsia e a antissepsia, o conhecimento do controle de infecção e o controle da anestesia, que ofereceram uma possibilidade imensa para o alcance das intervenções cirúrgicas. O desenvolvimento científico e a necessidade do emprego de técnicas especiais proporcionaram o surgimento dos especialistas. Como é compreensível, os oftalmologistas e os otorrinolaringologistas foram os primeiros, mas a seguir se definiram os ortopedistas e urologistas.

Turrini *et al*, 2012, relata que o surgimento da enfermagem em centro cirúrgico está atrelado ao início da utilização das técnicas assépticas de

Lister, que permitiram a realização de cirurgias mais complexas, e as enfermeiras eram responsáveis pelos cuidados com o instrumental.

Durante a virada do século, com o direcionamento de espaços restritos para a realização dos procedimentos cirúrgicos, a limpeza do ambiente passou a ser fundamental, e aumentava a responsabilidade dos enfermeiros, bem como a carga de trabalho, e conhecimentos específicos se desenvolviam diferenciando-os dos enfermeiros generalistas.

Ética Profissional

Na assistência do Centro Cirúrgico tem como condição inicial à decisão operatória o **consentimento informado**, que, além de estar estabelecido na Carta de Direitos do Paciente, Inciso 3 (OPAS, 1990), é reforçado pelo Código de Defesa do Consumidor, (BRASIL, 1990) no destaque dado à informação correta, completa e adequadamente transmitida pelo médico, para que ele possa dar seu consentimento, exceto nos casos de urgência.

O Código de Ética dos Profissionais de Enfermagem, no Artigo 26, afirma que é "*dever prestar adequadas informações a respeito da assistência de enfermagem, possíveis benefícios, riscos e consequências que possam ocorrer*", e o Artigo 27, "*o dever de respeitar e reconhecer o direito do cliente de decidir sobre sua pessoa e seu bem-estar*" *(COFEN, 1993;9).*

Durante a assistência de enfermagem no Centro Cirúrgico, seja no pré, intra ou pós-operatório, o paciente tem o direito de exigir uma assistência de qualidade, deixando-o livre de danos ou riscos decorrentes da assistência prestada e o torne capaz de participar efetivamente das medidas que visem melhorar a qualidade de sua vida (SCHMIDT, 1993).

Ao ser admitido no Centro Cirúrgico o paciente tem o seu prontuário checado e revisado, em busca das condições que assegurem uma assistência livre de riscos, estabelecida em seu Código de Ética, Art. 24 *(COFEN, 1993)*. Este é o processo em que se confirmam os documentos, como o consentimento informado, sendo ele fator decisivo para o andamento do processo cirúrgico. A avaliação emocional do paciente no perioperatório, também denominada de avaliação pré-operatória, é fator de segurança e qualidade na assistência de enfermagem, fazendo parte da responsabilidade profissional, *"uma Ética que busca o respeito pela dignidade humana, o respeito pela pessoa e por seus direitos, entre os quais está o direito à saúde" (*PESSINI e BIANCHI, 1990; 2).

É nesse momento que o papel do Enfermeiro se faz importante, não podendo ser delegada esta responsabilidade a outro profissional, o que pode gerar graves repercussões na prática, pela justificativa de acúmulo de trabalho em prejuízo de suas funções específicas.

Durante o período da indução anestésica e posicionamento na mesa cirúrgica o paciente fica fragilizado, exigindo da equipe operatória respeito à sua individualidade e privacidade.

ALARCÓN (1991), em conferência sobre a profissão de enfermagem no contexto mundial, lembra que "*as enfermeiras fortalecerão seu papel de advogadas da pessoa e comunidade para que se atendam integralmente suas necessidades e respeitem os direitos dos usuários nos programas e instituições de atenção à saúde*".

Durante o ato cirúrgico, exige-se "*o respeito pelo paciente que ali está deitado, totalmente vulnerável e confiando na competência dos profissionais, (...), como o valor ético mais alto dentro da sala de cirurgia" (PESSINI e BIANCHI, 1990;5).*

A assistência de enfermagem está fundamentada nos princípios da confiança, pois é essencial que o paciente tenha a certeza de que as equipes de enfermagem e operatória guardarão as informações que recebem sempre em caráter confidencial.

O excesso de pessoas na sala de operação com maior movimentação do ar, assim como entradas e saídas frequentes, principalmente nos hospitais de ensino, são referenciados por VIEIRA (1985), quando cita trabalho realizado por Cunha, onde ficou evidenciado que o "aumento *do número de pessoas e sua movimentação na sala de operações eleva a contaminação da sala a níveis altos*". Esta situação, diz a autora, "*deve alertar a enfermagem do Centro Cirúrgico para (...), impedir a entrada de pessoas estranhas ao ato cirúrgico, e que muitas vezes desconhecem os princípios fundamentais da assepsia cirúrgica*" (p.194).

Para o paciente, o fato de ficar exposto e perceber comentários estéticos sobre sua pessoa, esse desrespeito pelo seu pudor, caracteriza invasão de privacidade, e levam-no à situação também de ver tolhida a sua liberdade (PESSINI e BIANCHI,1990). O Código de Ética dos Profissionais de Enfermagem (1993) determina em seus Art. 28 e 29, respectivamente, "*respeitar o natural pudor, a privacidade e a intimidade do cliente*"; "*manter segredo sobre fato sigiloso de que tenha conhecimento em razão de sua atividade profissional, exceto nos casos previstos em Lei*".

Quando o Código de Ética determina a manutenção do sigilo profissional, vale ressaltar que as ocorrências anestésico-cirúrgicas devem ser registradas pela enfermagem e pelo

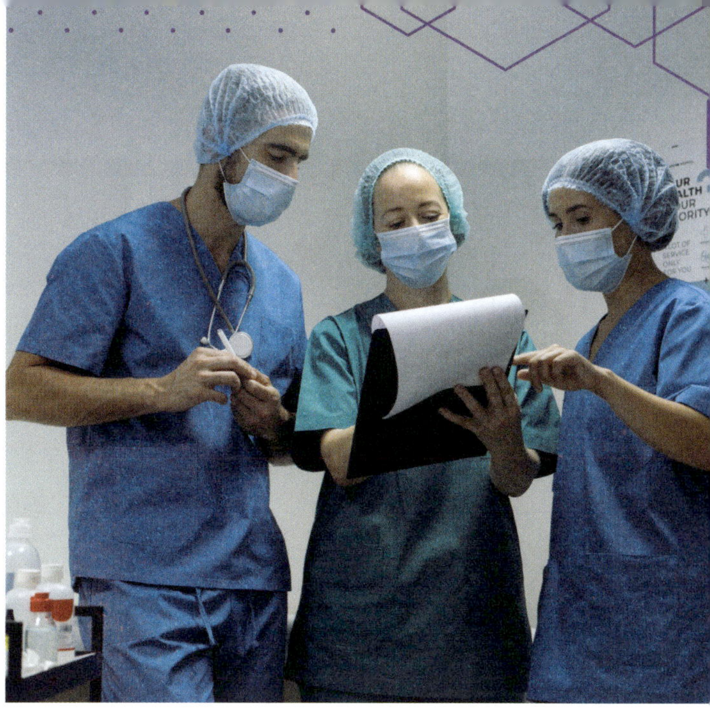

anestesista, considerando que erros acontecem, mas silenciar o erro é crime, ressalta ainda a importância das notificações de risco e avaliação do processo relacionadas à segurança do paciente - *de conspiração do silêncio* - o qual decorre "*de responsabilidades solidárias, passiva ou ativa, e falsidade ideológica, e o objeto jurídico é a incolumidade do indivíduo*" (OGUISSO, 1987;9).

SCHMIDT (1993), falando sobre o campo do direito, refere que "*são considerados crimes: deixar de alertar sobre a periculosidade do serviço a ser prestado; fazer afirmação falsa ou enganosa, ou omitir informação relevante sobre a natureza, característica, qualidade, quantidade, segurança, desempenho, durabilidade, preço e garantia de produtos ou serviços; impedir ou dificultar o acesso do consumidor às informações que sobre ele constem em cadastros, bancos de dados, fichas e registros (prontuários)*".

Este, e outros crimes descritos no Código de Defesa do Consumidor podem ser culposos, quando praticados por imprudência, negligência ou imperícia, ou dolosos, quando são cometidos com a intenção de causar danos.

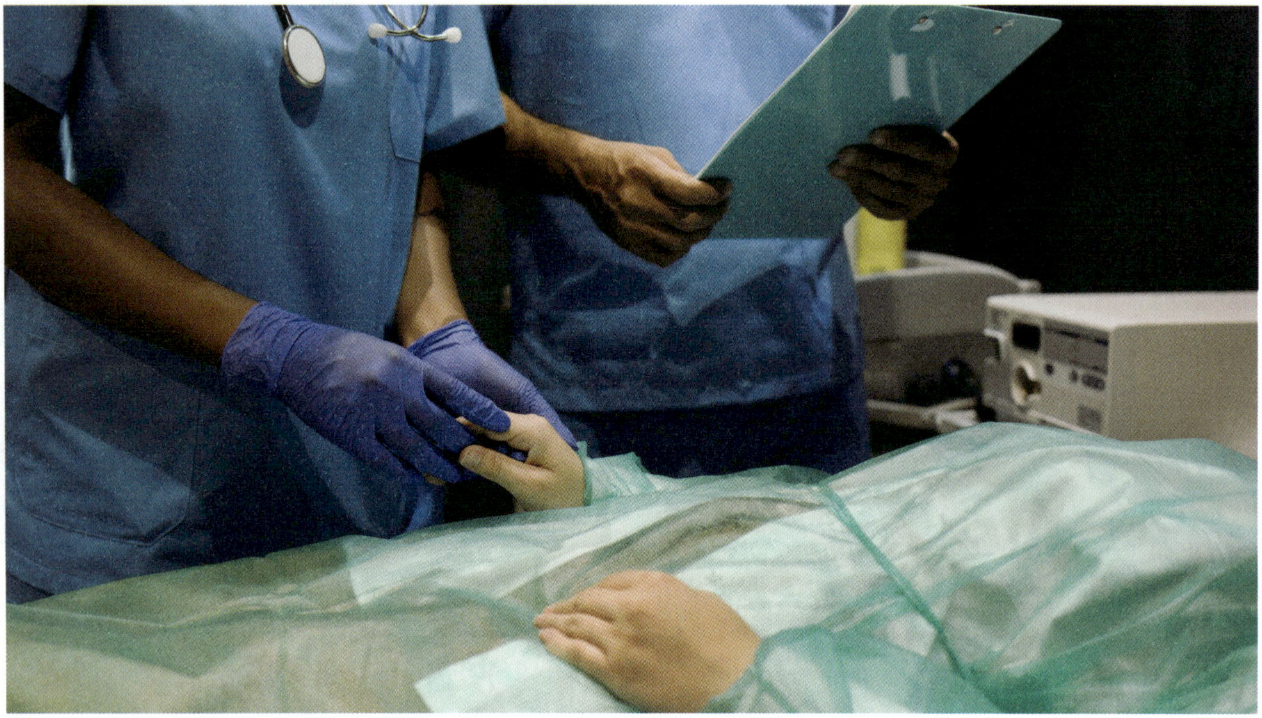

Ainda sobre o mesmo tema, VIEIRA (1985) lembra que, em relação aos registros em Centro Cirúrgico, *"inúmeros são os pacientes que, tendo apresentado problemas durante o transoperatório, são depois enviados à unidade de internação, sem uma única referência, e sem elementos que possibilitem a implementação de cuidados compatíveis com o seu estado, facilitando, portanto, a incidência de complicações pós-operatórias".*

Do ponto de vista ético e legal, tanto o médico quanto o enfermeiro:

> *"Têm obrigação (...) de registrar claramente as ocorrências médicas, na ficha do paciente. Este documento confidencial é a memória dos problemas do paciente para duas finalidades: 1 - Assegurar uma imagem do registro continuado fornecendo assim aos serviços (ou ao tribunal) o desenrolar das tendências e o curso do processo terapêutico. 2 - Assegurar uma ficha semelhante para cuidados posteriores de saúde. Como tal, é obrigatório fornecer todos os fatos pertinentes a respostas adversas da conduta terapêutica (...). Necessário é a descrição real dos fatos e não uma retratação opinativa. O registro da sequência de ocorrências, geradoras dos fundamentos das decisões, e das respostas terapêuticas, contribui muito para esta memorização (...). O médico (outro elemento da equipe) "jamais deverá alterar o registro a posteriori para justificar atuação fundamentada em conhecimento posterior. É um registro de cada momento" (NORTON e NORTON, s/d;20-30).*

Durante o ato cirúrgico na sala operatória, se o enfermeiro registrar horário de cirurgia e/ou de anestesia diferente do realizado; nome de cirurgião ou assistentes que não efetuaram a cirurgia, ou consumo de material e medicamentos diversos do que foi utilizado, "*simplesmente alterando a verdade sobre fato relevante, já constituiria crime de falsidade ideológica*" (SCHMIDT e OGUISSSO, 1986;19).

O respaldo legal para o exercício da enfermagem encontra-se no Capítulo I, nos Artigos 1°, 4° e 6°, que estabelecem como Princípios Fundamentais: o compromisso com a saúde do ser humano e da coletividade nas ações de promoção, proteção e recuperação da saúde, reabilitação de pessoas; e o exercício com justiça, competência, responsabilidade, honestidade, autonomia, além do respeito aos preceitos éticos e legais da profissão (COFEN, 1993).

Entende-se que a prática da enfermagem busca direcionar o princípio da totalidade ou terapêutico, considerando sempre o Código de Ética ou a liceidade, assim como os princípios da sacralidade ou da liberdade, o da responsabilidade ou inviolabilidade da vida e o princípio das virtudes, em particular a justiça. CORREIA (1995), esclarece que:

> *O "princípio da totalidade ou princípio terapêutico: é, na verdade, o que rege toda liceidade e obrigatoriedade da terapia médica e cirúrgica. (...) Entre as condições para sua aplicação, exige-se: "que não haja outros modos ou meios para deter a doença; que haja uma boa possibilidade e proporcionalmente alta para o êxito".*

O princípio da liberdade e da responsabilidade regem que: ao assumir a própria vida é condição indispensável para o exercício da liberdade "*(...) Médico e paciente 'são responsáveis pela vida e pela saúde, seja como bem pessoal, seja como que se trate de intervenção sobre a parte doente ou que é causa direta bem social"*.

A Lei 7.498, de 25 /6/ 1986, que dispõe sobre o exercício profissional da enfermagem e seu Decreto, publicado em 8 /6/ 1987, atribui, respectivamente entre as responsabilidades do enfermeiro, *"a prevenção e controle sistemático de danos que possam ser causados à clientela durante a assistência de enfermagem" (art. 11, inc. 2, al. f.)* e *"prevenção e controle da infecção hospitalar" (art.8, inc.2, al. e)*. Já o Código de Ética (COFEN, 1993) deixa claro, no Artigo 16, a responsabilidade de "*assegurar ao cliente uma assistência de enfermagem livre de danos decorrentes de imperícia, negligência ou imprudência*", e no Artigo 20, o "responsabilizar-*se por falta cometida em suas atividades profissionais, independentemente de ter sido praticada individualmente ou em equipe" (p.9)*.

As responsabilidades durante o procedimento cirúrgico exige objetividade e uma comunicação efetiva, porém, a comunicação não verbal fala mais alto, e não se tem tempo para longos pensamentos. Por outro lado o relacionamento entre os profissionais da equipe cirúrgica, pode favorecer comportamentos que causam tensões e possibilidades de erros por negligência, imprudência ou imperícia, os quais podem levar ao homicídio culposo ou não intencional.

São atos de periclitação da vida e da saúde: o perigo de contágio de moléstias graves, quando não são assegurados os princípios da técnica asséptica; o abandono do paciente anestesiado na sala de operações sem a garantia da continuidade da assistência; a omissão de socorro e maus tratos quando o paciente apresenta alterações hemodinâmicas e estas são pouco valorizadas pelas equipe ou, quando sob a influência do ar condicionado, permanece com os campos úmidos sem que haja indicação cirúrgica para tal (SCHMIDT e OGUISSO, 1986).

A falsidade ideológica é caracterizada "*quando alguém altera uma ideia de um documento ou o seu conteúdo, sem alterar a forma material desse documento. Pode ser praticado por omissão ou comissão; por omissão, quando se omite uma declaração que devia ser feita; por comissão quando se insere ou se faz inserir declaração falsa ou diversa da que devia ser escrita" (SCHMIDT, 1986;19).*

Com o paciente no pós-operatório, o enfermeiro de Centro Cirúrgico terá que observar o paciente fora da sala de cirurgia antes de enviá-lo à unidade de internação, "*Além da falta de condições que tem apresentado a maioria dos nossos hospitais por não disporem de um local para recuperação pós-anestésica, não se prevê, nas escalas de serviço, pessoal responsável por esta tarefa. A consequência disto será a exposição do paciente a riscos e acidentes além de uma assistência precária e prejudicial*" ocasionando **mal práxis** (VIEIRA, 1985;197).

Na sala de recuperação pós-anestésica, o paciente pode apresentar complicações de todo o processo anestésico cirúrgico.

> *"O princípio básico absoluto do agravo jurídico é que o agente ativo, ou seja, o responsável pelo erro, é o responsável pelas consequências de seus atos. Isto significa que nossas obrigações profissionais incluem atendimento continuado, o tempo necessário para controlar as consequências ou complicações do período anestésico". (...) "A deficiência de atendimento é abandono. Assim, falha em continuar atendendo é abandono" (NORTON e NORTON, s/d;30) "ou negligência." (UREÑA e RODRIGUES, 1994;32).*
>
> *"A partir do momento em que há fatos praticados com "negligência, imprudência ou ignorância das coisas que se devem necessariamente saber, a responsabilidade do Direito Comum existe e a competência da Justiça está aberta" (OGUISSO e SCHMIDT, 1985;174).*

Essa observação sinaliza ao enfermeiro que o seu atuar não está desvinculado do agir do homem comum reforçado pelo Código de Ética dos Profissionais de Enfermagem quando proíbe atos negligentes, como: "*abandonar o cliente em meio a tratamento sem a garantia da continuidade da assistência*"; atos de imperícia e/ou imprudência como: "*administrar medicamentos sem se certificar da natureza das drogas que o compõem e da existência de risco para o cliente*"; "*executar prescrições terapêuticas quando contrárias à segurança do cliente*". Assim como "*ser conivente com crime, contravenção penal ou ato praticado por membro da equipe de trabalho, que infrinja postulado ético profissional" (COFEN, 1993; P.11-2).*

Estrutura Física do Centro Cirúrgico

Localização

O Bloco Operatório engloba o Centro Cirúrgico e o Centro Obstétrico, e ambos ocupam dentro do ambiente hospitalar um papel extremamente, importante. O centro cirúrgico, invariavelmente deverá ser construído em uma área do hospital onde a circulação de pessoas seja mínima, onde haja livre trânsito apenas de profissionais que atuem nessa unidade e de clientes que serão submetidos a intervenções cirúrgicas.

Ele deverá ter acesso facilitado às unidades de clínica cirúrgica, de emergência ou de terapia intensiva, uma vez que mantém forte relação com esses setores.

Existem diferentes tipos de centros cirúrgicos de acordo com certos níveis e complexidade da operação a ser realizada. Um Centro Cirúrgico Ambulatorial requer uma infraestrutura mais simples e não precisa estar inserido dentro do hospital, desde que tenha um hospital de referência, por exemplo, uma clínica de cirurgia dermatológica ou plástica. Os Centros Cirúrgicos Minimamente Invasivos são centros cirúrgicos dotados da mais avançada tecnologia médica para propiciar à operação muita precisão e menos tempo de recuperação do cliente.

O Centro Cirúrgico é composto basicamente pelo setor de admissão, sala de espera da família, vestiários de barreira para médicos e funcionários, conforto dos funcionários, posto de enfermagem, sala pré-operatório, sala cirúrgica, recuperação pós-anestésica. Dando suporte a estas salas temos guarda de material médico-hospitalar, arsenal, laboratório de urgência, farmácia, expurgo, depósito de material de limpeza, guarda de equipamentos, entre outros.

O critério básico para determinar o número de salas cirúrgicas está baseado no número e tipos de procedimentos a serem realizados no ano "alvo", que varia também conforme os horários programados para as operações.

Sala Cirúrgica e Tipos de Cirurgia

As salas cirúrgicas deverão ter basicamente iluminação fluorescente, sistema de eliminação de gases, forro filtrante e sistema de retorno de ar. Conforme normas da ANVISA as salas cirúrgicas podem conter apenas uma mesa cirúrgica, e o estabelecimento assistencial de saúde deverá ter uma sala para cada 50 leitos não especializados ou 15 leitos cirúrgicos; a exceção seria para estabelecimentos especializados (ex: cardiologia), devendo assim realizar um cálculo específico para atendimento adequado do que se propõe o centro cirúrgico.

Deverão medir aproximadamente 25 m², enquanto salas destinadas à realização de cirurgias ortopédicas e cardíacas medirão em torno de 30 m² e 36 m², respectivamente. Devem ter formato quadrado, com cantos arredondados, o que facilita a desinfecção. As paredes devem ser laváveis, construídas com materiais resistentes e pintadas com cores neutras e suaves.

Um número significativo de tomadas elétricas de 110 e 220 volts, nas duas variedades (para dois ou três pinos), deverá estar distribuído pela sala. O piso deverá ser facilmente lavável, sem emendas e antiderrapante. Não é permitida a presença de ralos para escoamento de águas no interior das salas cirúrgicas, uma vez que poderão comprometer o seu rigor asséptico.

As portas das salas deverão ser amplas, com os cantos protegidos em estrutura em aço inoxidável, e permitir a abertura nos dois sentidos para facilitar o acesso de macas e outros equipamentos às salas.

Itens necessários em uma sala de operações: carro de anestesia, bisturi elétrico, foco cirúrgico (2 cúpulas), monitores multiparâmetros, Esfigmomanômetro de coluna, mesa cirúrgica universal (motorizada), mesa de mayo, mesa auxiliar média, mesa auxiliar grande, mesa auxiliar semicircular, banqueta giratória, carro hamper, escada 2 degraus, balde a chute, suporte de soro, coluna retrátil, aspirador cirúrgico, cardioversor, carro de emergência, foco cirúrgico auxiliar, fluxômetro.

Classificação das cirurgias quanto ao potencial de contaminação:

Nas cirurgias, o potencial de contaminação da ferida cirúrgica depende do número de microrganismos presentes no tecido a ser operado. O Ministério da Saúde classifica as cirurgias quanto ao potencial de contaminação em:

- **Limpas:** realizadas na ausência de processo infeccioso local, em condições ideais de sala

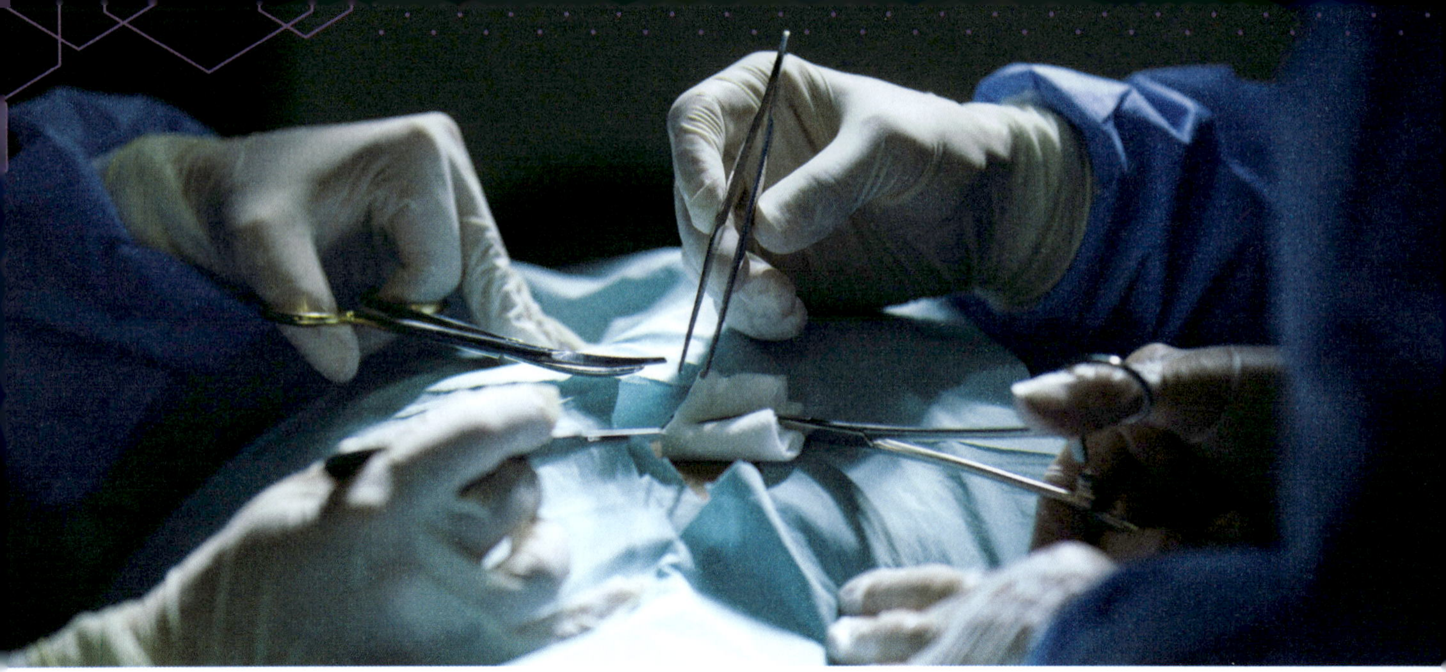

de cirurgia, em tecidos de fácil descontaminação, sem penetração nos tratos digestório, respiratório ou urinário. Ex: cirurgia de ovário.

- **Potencialmente contaminadas:** realizadas na ausência de supuração local, em tecidos de difícil descontaminação, com penetração nos tratos digestório, respiratório ou urinário e sem contaminação significativa. Ex: cirurgia de redução de estômago.
- **Contaminadas:** realizadas na ausência de supuração local, em feridas traumáticas recentes, com processo inflamatório, em tecidos ricos em flora bacteriana residente e de difícil descontaminação. Ex: cirurgia de cólon.
- **Infectadas:** realizadas em qualquer tecido com presença de supuração local, com tecido necrótico, feridas traumáticas sujas, úlceras perfuradas. Ex: cirurgia de ânus com supuração local.

Classificação dos procedimentos cirúrgicos

- **Emergência:** considerada para pacientes que requerem atendimento imediato, em que o distúrbio pode trazer danos à vida, podendo levá-lo à morte. Ex: hemorragia intensa.
- **Urgência:** o paciente deve ser atendido num breve período de tempo, entre 24 a 30 horas. Ex: infecção aguda da vesícula biliar.
- **Eletiva:** o paciente deve ser operado, mas caso a cirurgia não possa ocorrer, o paciente não corre risco de morte ou agravo em seu estado. Ex: hérnias simples.
- **Opcional:** quando a decisão é do paciente; ele é que escolhe ser operado Ex: cirurgias plásticas.
- **Paliativa:** tratamento cirúrgico que visa compensar os distúrbios para melhorar as condições do paciente e/ou aliviar a sua dor, contribuindo para a melhoria da qualidade de vida. Ex: colostomia
- **Radical:** tratamento cirúrgico por meio do qual é feita a remoção total de um órgão ou segmento corporal. Ex: mastectomia.
- **Plástica:** realizada com a finalidade estética ou corretiva.
- **Diagnóstica:** caracteriza-se pela extração de fragmentos de tecido para exame microscópio para diagnóstico. Ex: videolaparoscopia diagnóstica.

Classificação Quanto ao Porte da Cirurgia:

- Cirurgia de grande porte: maior do que 4 horas de duração; o paciente realizará o pós-operatório em uma UTI. Ex: gastrectomia, cirurgia cardíaca.
- Cirurgia de médio porte: tempo entre 2 a 4 horas de duração. Ex: hernioplastia, tireoidectomia.
- Cirurgia de pequeno porte: tempo menor do que ou até 2 horas de duração. Ex: cirurgias oftalmológicas ou ambulatoriais.

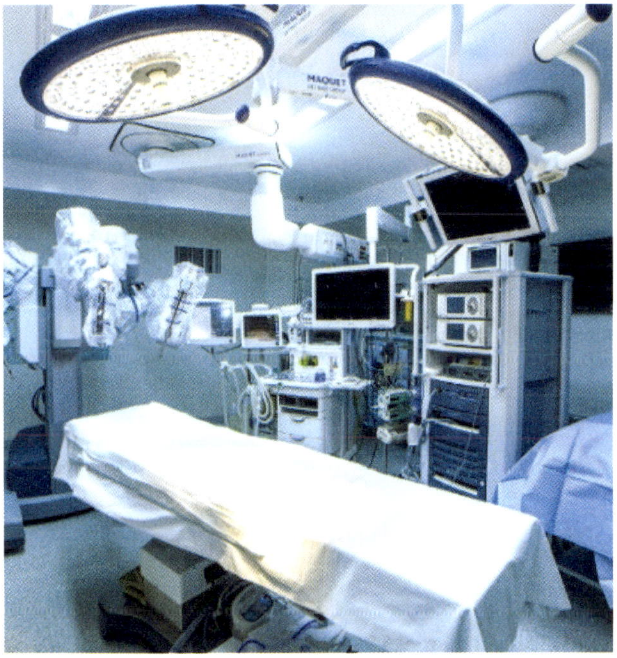

Fig 01: Centro Cirúrgico

Sala Pré-Operatória e Recuperação Pós-Anestésica (RPA)

Estas salas se destinam à permanência do cliente antes e logo após o término da cirurgia.

Deve ser alocada dentro do Centro Cirúrgico ou nas suas proximidades.

A área física da RPA, em metros quadrados varia de acordo com as especificações do Ministério da Saúde, que estabelece o seguinte: "para uma sala com dois leitos no mínimo; 8,5 m^2 por leito, com distância entre esses e a parede de 1,0 m, exceto cabeceira; 6,5 m^2 quando houver mais de dois leitos".

Para as duas salas, paredes e pisos laváveis, portas amplas e luzes fluorescentes. O posto de enfermagem deve ser posicionado estrategicamente, pois requer visão direta de todos os leitos, que são separados por cortinas. O mesmo deverá ter no mínimo 6 m^2 para uma RPA de até 12 leitos.

O posto de enfermagem deve conter armários, balcões, mesa, telefone, cadeiras, impressos próprios, pia com torneira de água quente e fria. Prevê-se ainda uma área de utilidades destinadas à guarda do hamper e outros materiais, como comadre e papagaio.

Os materiais para cada leito de uma RPA são: saídas de oxigênio e ar comprimido, fonte de aspiração à vácuo, foco de luz, tomadas elétricas de 110 e 220 volts, monitor cardíaco, oxímetro de pulso, Esfigmomanômetro e estetoscópio.

Outros materiais disponíveis são: ventilador mecânico, máscara e cateteres para O_2, sondas de aspiração, carrinho de emergência com material completo para intubação oro traqueal e ventilação manual; equipos de soro e transfusão, cateteres, seringas e agulhas, equipos para (pressão venosa central), bandeja de cateterismo vesical, sondas diversas, sistemas de drenagem, gazes, tubos para coleta de exames de sangue, talas, dentre outros.

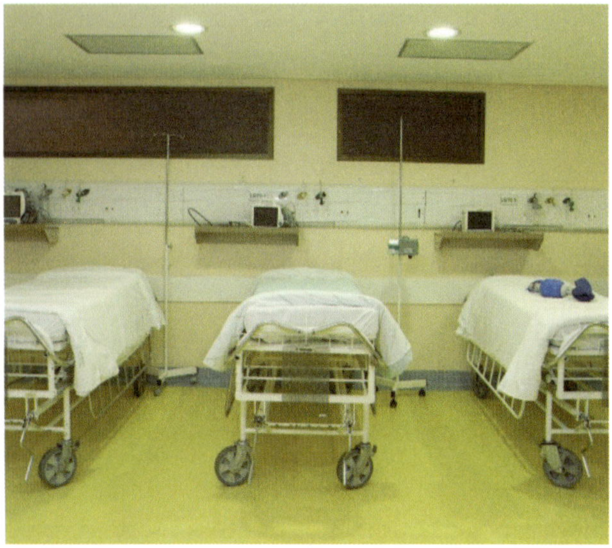

Fig. 02 : Leitos de Recuperação pós anestésica

Ambientes de Apoio

Farmácia, sala de guarda de material de anestesia, sala para estocagem de material esterilizado, sala de depósito de cilindro de gases, sala para guarda de aparelhos e equipamentos, área para guarda de macas e cadeira de rodas, rouparia, sala ou laboratório de anatomia patológica, laboratório para revelação de chapas (Raios-X), banheiros com vestiários para funcionários, sala de espera para acompanhantes com sanitários, sala administrativa, copa, conforto dos funcionários, DML (área para armazenagem de materiais de limpeza utilizados na unidade).

Central de Material Esterilizado (CME)

Recepção de Material contaminando

Unidade de apoio técnico, que tem como finalidade o fornecimento de artigos médico--hospitalares adequadamente processados, proporcionando, assim, condições para o atendimento direto e a assistência à saúde dos indivíduos enfermos e sadios. (RDC nº. 307, ANVISA).

A central de material e esterilização é responsável pelo processamento dos artigos, como instrumental, roupas cirúrgicas, etc. Esse processamento envolve: a limpeza, o preparo do artigo, o preparo da carga de esterilização, a esterilização, a guarda e distribuição dos artigos a todas as unidades consumidoras da instituição. As atividades básicas do CME são:

- Receber, desinfetar e separar os produtos para saúde;
- Lavar os produtos para saúde;
- Receber as roupas vindas da lavanderia;
- Preparar os produtos para saúde e roupas (pacotes);
- Esterilizar os produtos para saúde, roupas por meio de métodos físicos, químicos ou físico-químicos;
- Realizar o controle microbiológico e prazo da validade de esterilização dos produtos esterilizados;
- Armazenar e distribuir os produtos para saúde e as roupas esterilizadas.

A RESOLUÇÃO - RDC Nº 15, DE 15 DE MARÇO DE 2012, *dispõe sobre requisitos de boas práticas para o processamento de produtos para saúde.*

Composição Física do Ambiente Cirúrgico – Áreas, Artigos e Cirurgias

A resolução RDC nº 50 da ANVISA de 21/02/2002 estabelece para diferentes ambientes uma classificação quanto ao risco de transmissão de infecções, e isto é imprescindível para a escolha correta do material, tendo em vista que quanto mais crítica for a área, maior será a exigência no que diz respeito à higienização.

- Áreas críticas: são os ambientes onde existe maior probabilidade de infecção, onde se realizam procedimentos de risco, com ou sem pacientes, ou onde se encontram clientes imunodeprimidos. Ex: Centro Cirúrgico, UTI.

- Áreas semicríticas: são todos os compartimentos ocupados por pacientes com doenças infecciosas de baixa transmissibilidade e doenças não infecciosas. Ex: enfermarias, sala de medicação.
- Áreas não críticas: todos os demais locais não ocupados por clientes, onde não se realizam procedimentos de risco. Ex: sala administrativa, almoxarifado.

Artigos:

- Artigos críticos: são utilizados em procedimentos invasivos e que penetram nos tecidos subepiteliais, no sistema vascular e em qualquer órgão, isento de flora microbiana própria. Ex: instrumentos cirúrgicos, roupas utilizadas no ato cirúrgico.
- Artigos semicríticos: são os que entram em contato com a mucosa íntegra. Ex: equipamentos de anestesia e assistência ventilatória.
- Artigos não críticos: são os que entram em contato com a pele íntegra ou os que não entram em contato direto com o paciente. Ex: mobiliário.

Lavabo cirúrgico

Usado para o preparo e escovação cirúrgica das mãos e antebraços. Deve possuir profundidade suficiente, que permita a lavagem do antebraço, sem tocar no equipamento.

Normalmente são feitos de aço inoxidável, mas existem também os de resina plástica, fibra de vidro e superfície sólida mineral (SSM).

Todos os lavatórios /pias/lavabos cirurgicos devem possuir torneiras ou comandos do tipo que dispensem o contato das mãos para o seu fechamento.

Vídeo 1: lavagem das mãos

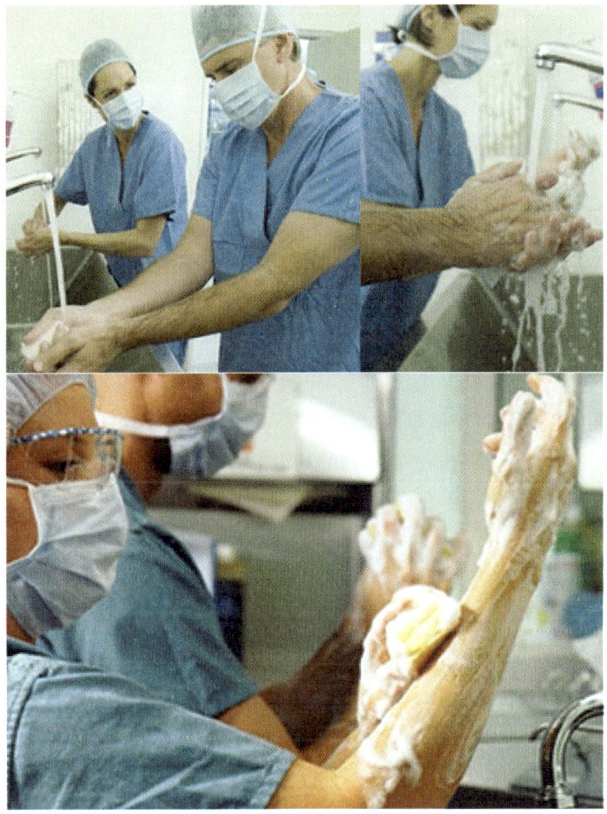

Fig 04: Higienização pré-cirúrgica

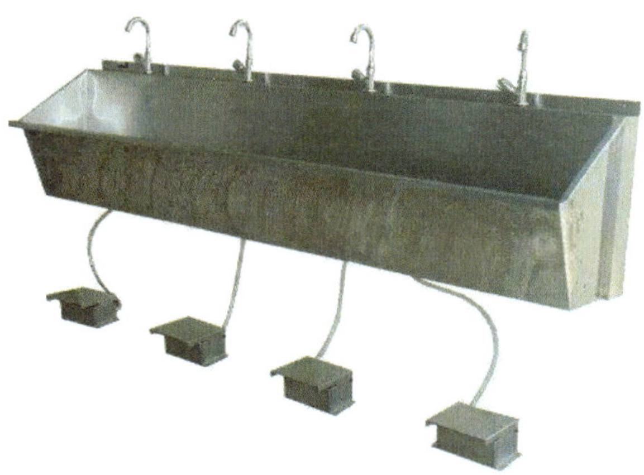

Fig 03: Lavatório Inox

A Equipe Cirúrgica (Descrição de Atividades)

Recursos humanos em centro cirúrgico

No centro cirúrgico buscam-se profissionais que tenham habilidade ou facilidade de trabalhar em equipe.

A estrutura humana do centro cirúrgico é constituída por uma equipe multiprofissional que, por meio de um processo dinâmico e interativo, prestam assistência sistematizada e global ao cliente durante sua permanência na unidade.

As equipes mais evidenciadas nesta estrutura são: equipe de médicos cirurgiões, equipe de médicos anestesiologistas e equipe de enfermagem. Não podemos deixar de mencionar a importância dos profissionais de manutenção, farmácia, administrativo, higiene, radiologia, perfusionistas, patologistas e instrumentadores.

Equipe de Anestesia

É composta de médicos anestesiologistas. Compete ao anestesiologista avaliar o paciente no pré-operatório, prescrever a medicação pré-anestésica, planejar e executar assistência pré-operatória, controlando as condições clínicas deste durante o ato anestésico.

Após a cirurgia é de sua responsabilidade assistir o paciente na sala de recuperação pós-anestésica.

Equipe Cirúrgica

Compõem-se de cirurgião, cirurgião assistente e instrumentador cirúrgico, sendo que este último pode ou não ser médico.

Cirurgião: é de competência do cirurgião planejar e executar o ato cirúrgico, comandar e manter a ordem no campo operatório.

Cirurgião assistente: ao primeiro assistente compete auxiliar o cirurgião no desenvolvimento do ato cirúrgico e substituí-lo caso se faça necessário. Em cirurgias de grande porte, torna-se indispensável a presença de um segundo assistente.

Instrumentador cirúrgico: é o integrante da equipe que se responsabiliza por:

- Verificar os materiais e equipamentos necessários a ao ato cirúrgico;
- Preparar a mesa com instrumentais e outros materiais necessários a cirurgia;
- Ajudar na colocação dos campos operatórios;
- Fornecer materiais instrumentais ao cirurgião e assistente, solicitando-os, sempre que necessário, ao circulante da sala, devendo para isso estar atento aos tempos cirúrgicos;
- Observar e controlar para que nenhum instrumental permaneça no campo operatório;
- Zelar pela manutenção da mesa, conservando limpos instrumentais durante o ato cirúrgico, bem como proteger para evitar contaminação.

Em algumas instituições o instrumentador faz parte da equipe de enfermagem. Nessa situação deve prever os materiais necessários à cirurgia, separá-los após o uso, lavá-los e refazer a caixa de instrumentais, zelando pela conservação de tais materiais.

Equipes de Enfermagem

É composta de enfermeiro, técnico e auxiliar de enfermagem.

Enfermeiro Coordenador

- Organizar e prover a unidade de recursos materiais e humanos, e manter o ambiente em boas condições de funcionamento;
- Planejar as ações assistenciais e administrativas do centro cirúrgico, norteando-se pelo regulamento interno e código de ética de Enfermagem;
- Gerenciar as ações planejadas através de metodologia científica e humanística, para eficiência no atendimento ao paciente;
- Desenvolver e supervisionar processos de Segurança do Paciente;
- Controlar a quantidade e a qualidade de recursos humanos, bem como a qualidade da assistência prestada;
- Supervisionar e avaliar o desempenho do pessoal que está sob sua responsabilidade;
- Desenvolver qualidade e quantidade de recursos materiais, possibilitando maior acerto na aquisição destes;
- Planejar, executar e avaliar programas de educação continuada aos componentes da equipe de enfermagem;
- Elaborar as escalas de folga e de férias dos componentes da equipe de enfermagem, procurando atender as suas solicitações;
- Manter integração com os enfermeiros das unidades de internação, coordenadores e supervisores de departamentos e setores do hospital, e outros serviços extra-hospitalares;
- Colaborar no desenvolvimento do ensino a atualização e pesquisas realizadas;
- Elaborar e atualizar o regulamento interno e manual de procedimentos padrão;
- Desenvolver indicadores estratégicos e operacionais;
- Desenvolver a dinâmica das salas operatórias conforme tipo cirúrgico e cirurgiões;
- Apresentar relatórios mensal e anual sobre as atividades realizadas no centro cirúrgico;
- Supervisionar e coordenar o processo de Enfermagem por meio da SAE.

Enfermeiro Assistencial

- Receber o plantão e tomar as providências necessárias relativas às atividades administrativas e assistenciais;
- Providenciar o transporte do paciente para o centro cirúrgico;
- Receber o paciente, avaliando suas condições físicas-emocionais e procurando atender aos problemas identificados;
- Coordenar as atividades assistenciais prestadas pela equipe de enfermagem;
- Controlar diariamente os gastos de psicotrópico;
- Elaborar o programa ou mapa operatório para o dia seguinte, com base nos pedidos de cirurgia recebidos;
- Supervisionar a limpeza diária e semanal da sala cirúrgica e demais elementos da planta física do centro cirúrgico;
- Realizar a visita pré-operatória;
- Desenvolver para cada paciente a sistematização da assistência de enfermagem (sistematização da assistência de enfermagem).;

O enfermeiro deve ainda tomar medidas para evitar a infecção da ferida operatória, devendo supervisionar ações referentes ao paciente, aos componentes das equipes que atuam no centro cirúrgico, material esterilizado, instrumentais e equipamentos. São elas:

- Avaliar o preparo físico realizado no pré-operatório;
- Certificar-se da incidência da infecção da ferida operatória;
- Exigir o uso correto da roupa privativa do centro cirúrgico de todos os profissionais e pessoas que venham da área externa;
- Controlar o número de pessoas na sala operatória durante o ato cirúrgico, bem como o trânsito desnecessário;
- Propiciar exame médico e laboratorial periódico dos componentes da equipe de enfermagem;
- Preparar, acondicionar e armazenar o material esterilizado em um local apropriado;
- Realizar testes bacteriológicos nos aparelhos de esterilização;
- Avaliar periodicamente as condições de uso dos instrumentais e equipamentos, fazer pesquisa bacteriológica no ambiente, bem como avaliar a qualidade dos produtos químicos usados na limpeza e desinfecção;
- Desenvolver trabalho conjunto com o Serviço de Controle de Infecções Relacionadas à Assistência à Saúde (SCIRAS).

Técnico e auxiliar de enfermagem

- Auxiliar o enfermeiro, sempre que necessário;
- Verificar o estado de conservação e funcionamento dos aparelhos e equipamentos, solicitando conserto e troca imediatos. Verificar a temperatura e iluminação da sala operatória;
- Controlar o estoque de materiais esterilizados e as respectivas datas de esterilização;
- Responsabilizar-se pela identificação e encaminhamento das peças cirúrgicas aos laboratórios especializados;
- Exercer atribuições de circulante de sala;
- Prover a sala de operação com recursos adequados às necessidades do paciente segundo as especificidades;
- Montar a sala operatória;
- Auxiliar o paciente no transporte da maca para a mesa cirúrgica e vice-versa, assim como no seu posicionamento, procurando manter sua privacidade e permeabilidade de cateteres e sondas;
- Participar dos treinamentos e programas de atualização fornecidos pela instituição;
- Desenvolver procedimentos técnicos conforme sua competência profissional;
- Observar o bom funcionamento do sistema de gases;
- Estar atento para a placa dispersiva de energia do eletrocautério;
- Auxiliar na paramentação da equipe cirúrgica e atentar para a técnica asséptica na abertura dos materiais estéreis;
- Auxiliar o anestesiologista na indução e reversão do procedimento anestésico;
- Em intercorrência comunicar ao Enfermeiro;
- Realizar o controle de débitos de materiais utilizados na sala operatória;
- Encaminhar o paciente para a unidade de origem tomando os cuidados pertinentes com drenos, sondas e cateteres;

- Realizar registro de todas as informações no prontuário ou impresso padronizado pela instituição;
- Ao término do procedimento cirúrgico proceder à desmontagem da sala operatória e encaminhar os materiais contaminados para o expurgo.

Escriturário

- Registrar os pedidos de cirurgia;
- Digitar diariamente o programa de cirurgias e encaminhá-los às diferentes unidades de internação;
- Responsabilizar-se pela estatística diária das cirurgias realizadas e não realizadas;
- Realizar o débito após os procedimentos;
- Executar outras atividades administrativas do centro cirúrgico.

Serviço de Limpeza

- Executar a limpeza na sala cirúrgica e demais elementos da planta física da unidade, de acordo com as normas estabelecidas pelo Serviço de Controle de Infecção Relacionada a Assistência à Saúde.

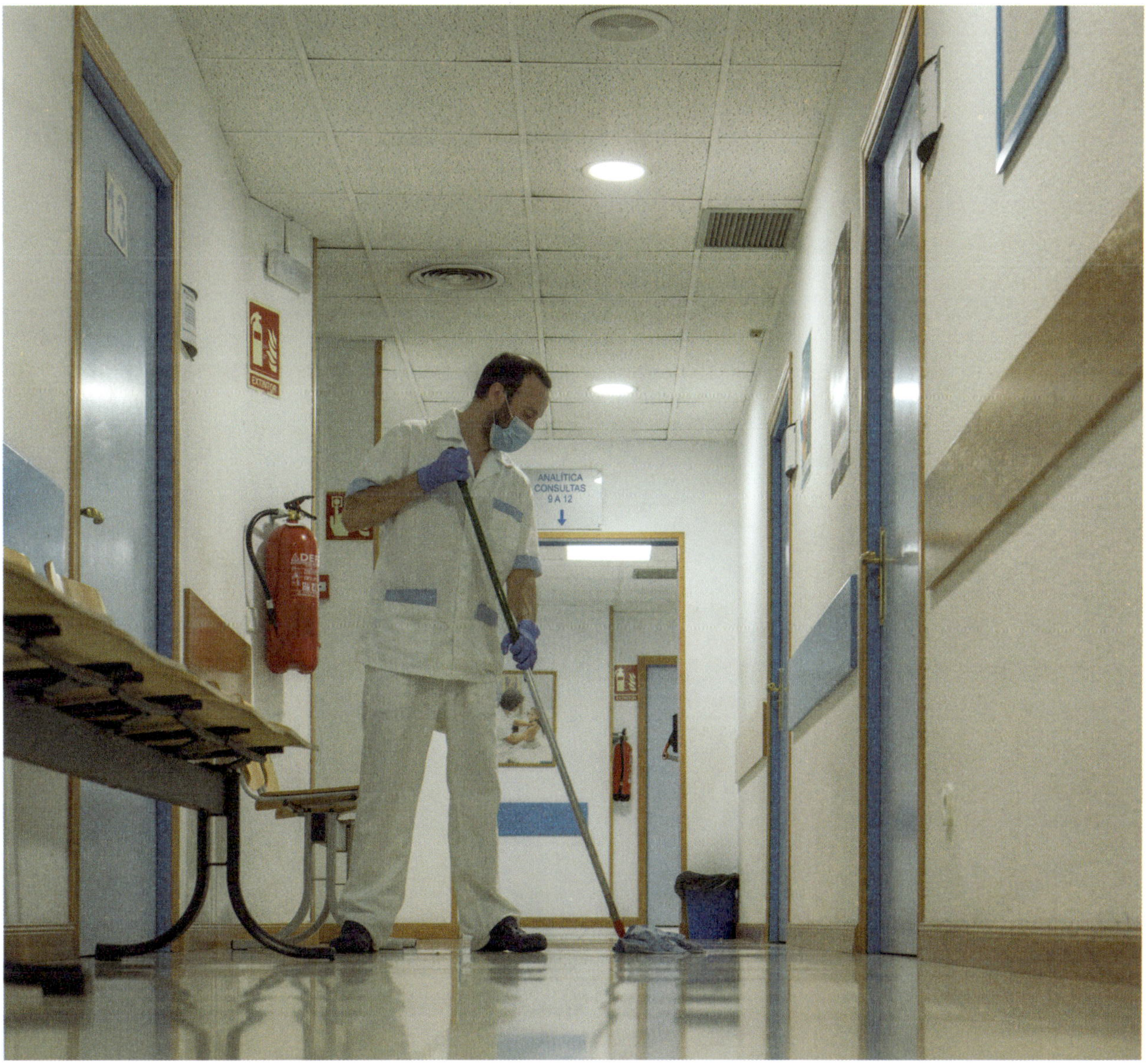

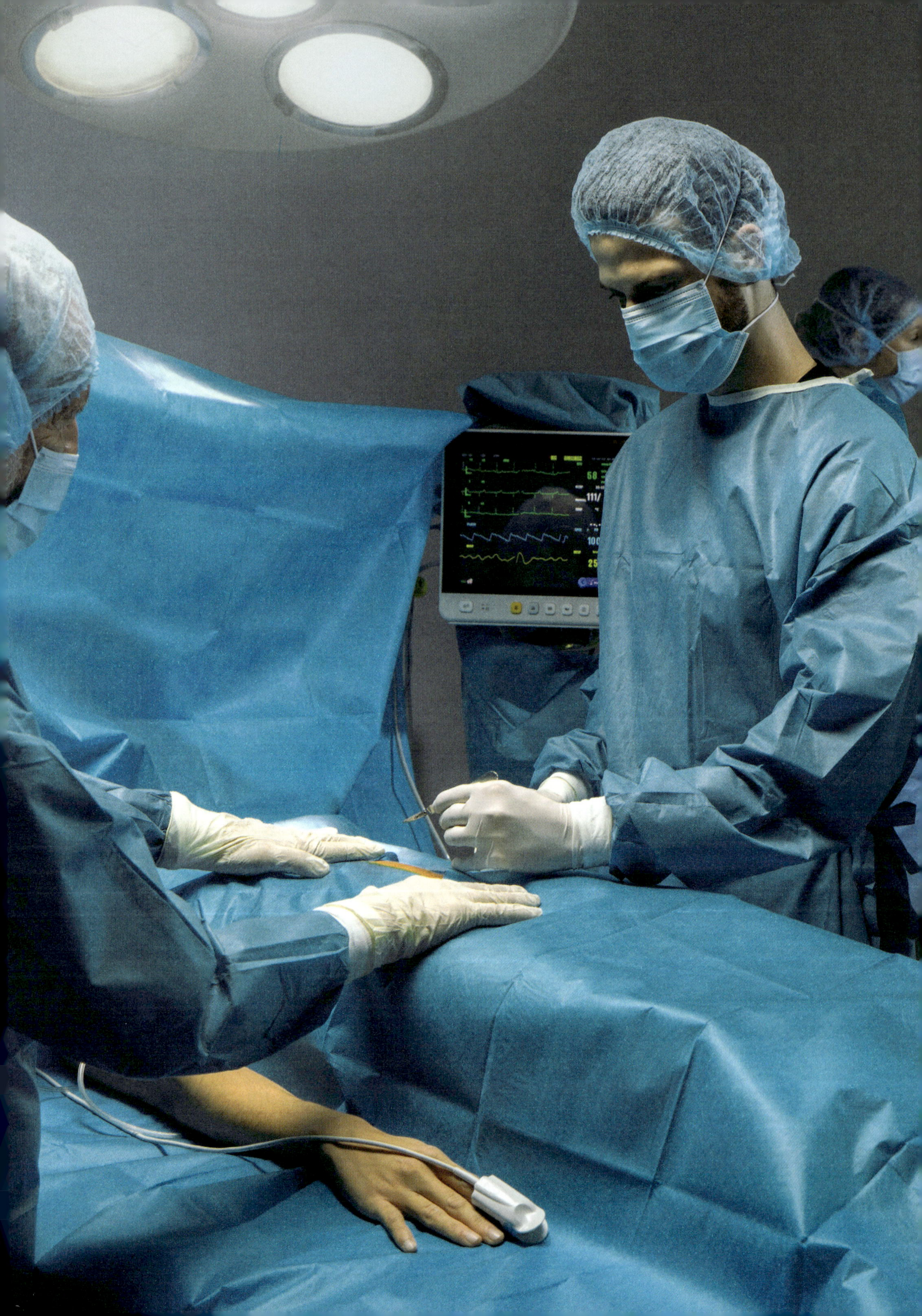

CAPÍTULO 2

Controle de Infecção e Segurança do Paciente

As doenças infecciosas são geralmente provocadas por micro-organismos que invadem o corpo e se multiplicam. Existem muitos tipos de organismos infecciosos, podendo denominá-los como micro-organismos, que são seres microscópicos, tais como bactérias e vírus.

Os micro-organismos estão presentes por toda a parte. Apesar de sua grande abundância, relativamente poucas das milhares de espécies de micro-organismos invadem, se multiplicam e causam doença nas pessoas.

Muitos micro-organismos vivem sobre a pele, na boca, nas vias respiratórias superiores, no intestino e nos órgãos genitais (sobretudo na vagina) sem causar doenças. Estes micro-organismos fazem parte do que denominamos flora habitual ou flora residente.

Pessoas saudáveis vivem em harmonia com a maioria dos micro-organismos que se estabelecem, ou seja, colonizam a superfície ou o interior de partes não estéreis do corpo, tais como a pele, nariz, boca, garganta, intestino grosso e vagina.

Os micro-organismos que colonizam o corpo humano durante algumas horas ou semanas, sem se estabelecerem de forma permanente, são conhecidos como flora transitória, que discutiremos em breve.

A flora habitual/residente compreende diferentes tipos de micro-organismos, de acordo com o lugar onde se encontram. O normal é que algumas zonas do corpo humano se encontrem colonizadas por várias centenas de tipos diferentes de micro-organismos.

Fatores do meio ambiente como a dieta, o uso de antibióticos, o saneamento básico, a poluição do ar e os hábitos higiênicos exercem influência no desenvolvimento das espécies que constituem a flora habitual de uma pessoa. Quando ela é temporariamente alterada (por exemplo, ao se lavar a pele ou usar antibióticos), a flora habitual/residente em geral se recupera rapidamente.

Em vez de causar uma doença, a flora habitual/residente costuma proteger o corpo de outros organismos que provocam doenças. Porém, sob determinadas circunstâncias, os micro-organismos que fazem parte da flora habitual/residente de uma pessoa podem provocar uma doença. Tais quadros clínicos incluem:

- O uso de antibióticos
- Lesão ou cirurgia
- Sistema imunológico debilitado (como se verifica em pessoas com AIDS ou câncer, pessoas tratadas com corticosteroides ou recebendo quimioterapia)

Quando os antibióticos usados para tratar uma infecção matam uma grande parte de certos tipos de bactéria da flora habitual/residente, outras bactérias habituais ou fungos podem crescer de forma descontrolada. Por exemplo, se mulheres tomarem antibióticos para infecção da bexiga, os antibióticos matam uma parte da flora habitual/residente, permitindo que se multipliquem leveduras na vagina, causando infecção vaginal por leveduras.

Uma lesão ou, às vezes, uma cirurgia pode permitir o ingresso da flora habitual/residente em áreas nas quais não deve haver bactérias e causar infecção. Por exemplo, um corte na pele pode fazer com que flora habitual/residente da pele cause uma infecção debaixo da pele. A cirurgia do intestino grosso às vezes permite que a flora habitual do intestino extravase para áreas estéreis do abdômen causando uma infecção muito grave.

A possibilidade de um micro-organismo permanecer como "companheiro inofensivo" ou invadir o organismo e provocar uma doença depende da natureza do micro-organismo e do estado das defesas naturais da pessoa.

Defesas e Barreiras contra infecções

Tanto as barreiras naturais como o sistema imunológico defendem o corpo contra os organismos que podem provocar infecção.

As barreiras naturais são constituídas pela pele, pelas membranas mucosas, pelas lágrimas, pela cera dos ouvidos, pelo muco e pelo ácido gástrico. Além disso, o fluxo normal de urina elimina os micro-organismos que entram no trato urinário.

O sistema imunológico usa os glóbulos brancos do sangue e os anticorpos para identificar e eliminar os organismos que atravessam as barreiras naturais do corpo.

Barreiras naturais

Geralmente, a pele evita a invasão de micro-organismos, a menos que esteja lesionada (por exemplo, por lesão, picada de um inseto ou queimadura).

As **membranas mucosas**, como os revestimentos da boca, do nariz e das pálpebras, também constituem barreiras eficazes. Geralmente, as membranas mucosas são cobertas com secreções que combatem os micro-organismos. Por exemplo, as membranas mucosas dos olhos encontram-se banhadas em lágrimas, que contêm uma enzima denominada lisozima que ataca as bactérias e atua como uma forma de proteção dos olhos contra as infecções.

As **vias respiratórias** filtram partículas externas presentes no ar inalado. As paredes das passagens no nariz e nas vias respiratórias são revestidas com muco. Os micro-organismos no ar são presos ao muco, que é expulso ao tossir ou ao assoar o nariz. O movimento coordenado das pequenas proeminências semelhantes a pelos (cílios) que revestem as vias aéreas contribui para a expulsão do muco. Os cílios impelem o muco para fora dos pulmões através das vias aéreas.

O **trato digestivo** possui uma série de barreiras eficazes, como o ácido gástrico, as enzimas pancreáticas, a bile e as secreções intestinais. Essas substâncias podem matar bactérias ou impedir que elas se multipliquem. As contrações do intestino (peristaltismo, que movimenta o conteúdo do intestino pelo trato digestivo) e a renovação das células que o revestem ajudam a eliminar os micro-organismos prejudiciais.

O **trato urinário** conta com várias barreias eficazes. A bexiga é protegida pela uretra, o canal que conduz a urina para o exterior do corpo.

Nos homens, a uretra prolonga-se de tal forma que as bactérias raramente conseguem passar por ela e alcançar a bexiga, a menos que, involuntariamente, se facilite a passagem das bactérias quando são usadas sondas ou instrumentos cirúrgicos. Nas mulheres, a uretra é mais curta, o que pode permitir a passagem das bactérias externas para a bexiga. Em ambos os sexos, quando a bexiga é esvaziada, ela elimina qualquer bactéria que a alcança.

A vagina normalmente é ácida. A acidez da vagina impede que bactérias nocivas cresçam e ajuda a manter o número de bactérias protetoras.

O sangue

O corpo também se defende contra infecção aumentando o número de determinados tipos de glóbulos brancos (neutrófilos e monócitos), que se encarregam de absorver e destruir os micro-organismos que invadem o corpo. Esse aumento pode ocorrer no espaço de várias horas, em grande parte devido à liberação de glóbulos brancos do sangue a partir da medula óssea, onde são produzidos.

Os neutrófilos, o tipo mais comum de glóbulos brancos na corrente sanguínea, estão entre as primeiras células imunológicas na defesa contra infecções. Eles são fagócitos que ingerem bactérias e outras células estranhas. Os neutrófilos contêm grânulos que liberam enzimas que ajudam a matar e a digerir estas células.

Os macrófagos se desenvolvem a partir de um tipo de glóbulo branco denominado monócito. Os monócitos se tornam macrófagos quando passam da corrente sanguínea para os tecidos.

Quando ocorre uma infecção, os monócitos se deslocam para os tecidos. Ali, durante cerca de 8 horas, os monócitos aumentam consideravelmente de tamanho e produzem grânulos no seu interior, tornando-se macrófagos. Esses grânulos encontram-se cheios de enzimas e outras substâncias que ajudam a digerir as bactérias e outras células estranhas.

A quantidade de neutrófilos aumenta primeiro. Quando a infecção persiste, aumenta a quantidade de monócitos. O corpo carrega glóbulos brancos do sangue aos locais das infecções.

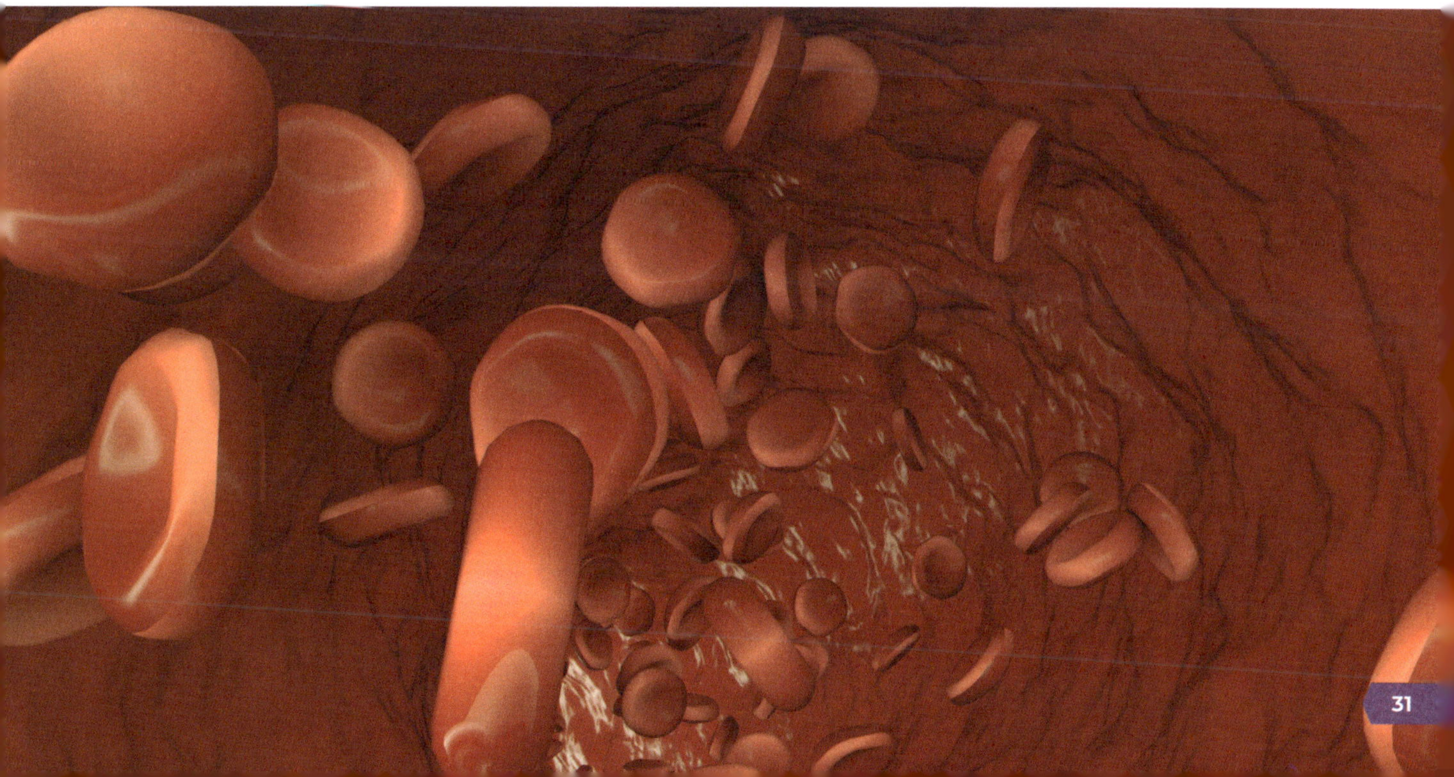

O número de eosinófilos, outro tipo de glóbulos brancos, aumenta em reações alérgicas e com várias infestações parasitárias, mas, normalmente, isso não acontece com as infecções bacterianas.

Eosinófilos podem ingerir bactérias, mas também visam as células estranhas que são demasiado grandes para serem ingeridas. Os eosinófilos contêm grânulos que liberam enzimas e outras substâncias tóxicas quando se deparam com células estranhas. Estas substâncias fazem furos nas membranas das células alvo.

Os eosinófilos circulam na corrente sanguínea. No entanto, são menos ativos contra as bactérias do que os neutrófilos e os macrófagos. Uma de suas principais funções consiste em aderir aos parasitas e ajudar a imobilizá-los e a destruí-los.

Cabe destacar que, certas infecções, tais como febre tifoide, infecções virais e infecções bacterianas que sobrecarregam o sistema imunológico, podem levar a uma diminuição do número de glóbulos brancos do sangue.

Inflamação

Qualquer lesão, incluindo uma invasão de micro-organismos, provoca inflamação na área afetada. A inflamação, uma reação complexa, é o resultado de diferentes circunstâncias. O tecido danificado libera substâncias que causam a inflamação e que direcionam o sistema imunológico para fazer o seguinte:

- Envolver a área
- Atacar e matar invasores
- Descartar tecidos mortos e danificados
- Começar o processo de reparo

Todavia, a inflamação pode não ser capaz de controlar grandes quantidades de micro-organismos.

Durante a inflamação, o suprimento de sangue aumenta, ajudando a transportar células imunológicas para a área infectada. Devido ao aumento do fluxo sanguíneo, uma área infectada próxima à superfície do corpo fica vermelha e quente.

As paredes dos vasos sanguíneos tornam-se mais porosas, permitindo que o líquido e os glóbulos brancos do sangue passem para o tecido afetado. O aumento de líquido faz com que o tecido inflamado inche. Os glóbulos brancos do sangue atacam a invasão de micro-organismos e liberam substâncias que continuam com o processo de inflamação.

Existem outras substâncias que desencadeiam a coagulação nos diminutos vasos (capilares) da área inflamada, retardando a propagação dos micro-organismos que provocam a infecção e suas toxinas.

Muitas das substâncias produzidas durante a inflamação estimulam os nervos, provocando dor. As reações a substâncias liberadas durante a inflamação incluem arrepios, febre e dores musculares que comumente acompanham a infecção.

Resposta imunológica

Durante a evolução de uma infecção, o sistema imunológico também responde produzindo várias substâncias e agentes que têm como objetivo o ataque específico aos micro-organismos invasores; a chamada Imunidade adquirida.

Imunidade adquirida (adaptativa ou específica) não se encontra presente desde o nascimento. É adquirida. O processo de aprendizagem começa quando o sistema imunológico de uma pessoa encontra invasores estranhos e reconhece substâncias não próprias (antígenos). Então, os componentes da imunidade adquirida aprendem a melhor maneira de atacar cada antígeno e começam a desenvolver uma memória para aquele antígeno.

Alguns exemplos relacionados à resposta imunológica são:

- Células T matadoras (um tipo de glóbulo branco) que podem reconhecer e matar o micro-organismo invasor.
- Anticorpos que têm por alvo o micro-organismo invasor específico.

Os anticorpos aderem aos micro-organismos e os imobilizam. Eles os matam diretamente ou ajudam os neutrófilos a reconhecê-los e a matá-los.

A forma como o sistema imunológico defende o corpo contra cada micro-organismo depende, em parte, da constituição genética da pessoa.

Febre

O aumento da temperatura corporal constitui uma resposta de proteção perante a infecção e a lesão. Uma elevação da temperatura corporal (febre) melhora os mecanismos de defesa do organismo, embora possa causar desconforto.

Uma parte do cérebro chamada hipotálamo controla a temperatura corporal. A febre é consequência do reajuste do termostato do hipotálamo. Ao aumentar a temperatura corporal, o sangue se desloca da superfície da pele até o interior do corpo, reduzindo a perda de calor.

Podem ocorrer arrepios (calafrios) para aumentar a produção de calor através da contração muscular. Os esforços do organismo para conservar e produzir calor continuam até o sangue chegar ao hipotálamo na nova temperatura mais elevada. A nova temperatura mais alta é então mantida. Depois, quando o termostato volta ao seu nível normal, o corpo elimina o excesso de calor por meio do suor e do desvio do sangue até à pele.

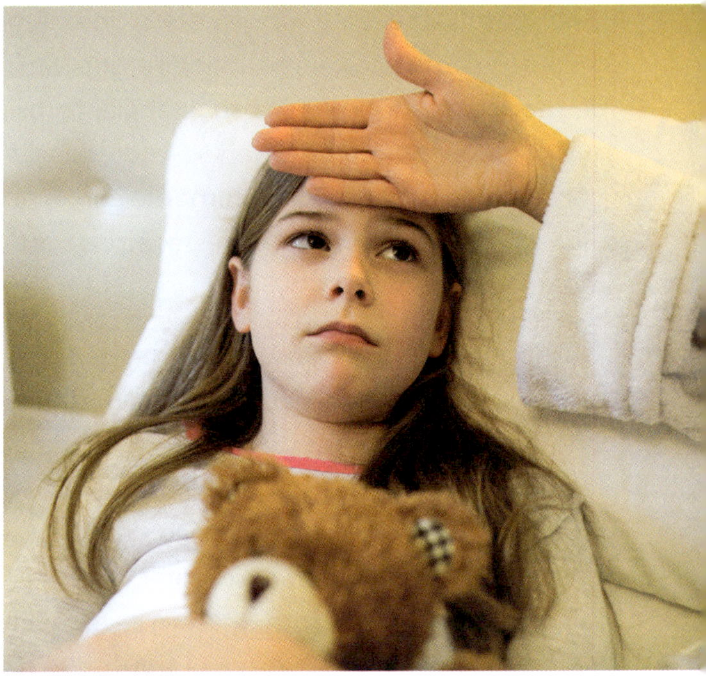

Certas pessoas (como, por exemplo, os alcoólicos, as pessoas idosas e as muito jovens) são menos capazes de gerar febre. Essas pessoas podem apresentar uma queda de temperatura como resposta a uma infecção grave.

Efeitos da Infecção no Organismo

As infecções podem afetar apenas parte do corpo (uma infecção local) ou o corpo todo (uma infecção sistêmica). Abscessos e infecções da bexiga urinária são exemplos de infecções locais. Infecções sistêmicas graves podem ter efeitos potencialmente fatais, como sepse ou choque séptico.

A sepse representa um espectro de enfermidades com risco de mortalidade que varia de moderada (p. ex., 10%) a substancial (p. ex., >40%), dependendo de diversos fatores patogênicos e do hospedeiro, juntamente com a rapidez do reconhecimento e prestação de tratamento adequado.

Choque séptico é um subconjunto da sepse com aumento significante da mortalidade devido a anomalias graves de circulação e/ou metabolismo celular. O choque séptico envolve hipotensão persistente (definida como a necessidade de vasopressores para manter uma pressão arterial média ≥ 65 mm Hg e um nível sérico de lactato > 18 mg/dL [2 mmol/L] a despeito de reposição volêmica adequada).

Os sintomas de infecção podem incluir febre, pulso acelerado, respiração mais rápida (taquipneia), ansiedade e confusão. A maioria dos efeitos desaparece quando a infecção é tratada de forma eficaz.

Seguem alguns exemplos de como os micro-organismos podem invadir o corpo e desencadear infecções:

- Através da boca, olhos ou nariz
- Através de contato sexual
- Através de feridas ou picadas
- Através de dispositivos médicos contaminados.

As pessoas podem ingerir micro-organismos ao tomar água contaminada ou consumir alimentos contaminados. Elas podem inalar os esporos ou poeira contaminados ou inalar gotículas provenientes da tosse ou dos espirros de outra pessoa. As pessoas podem manusear objetos contaminados (como uma maçaneta) ou entrar em contato direto com uma pessoa contaminada e depois levar as mãos aos olhos, nariz ou boca.

Alguns micro-organismos são transmitidos por líquidos corporais, tais como sangue, sêmen e fezes. Dessa forma, eles podem invadir o corpo através do contato sexual com um parceiro infectado. Eles também podem entrar em contato não sexual com líquidos do corpo, por exemplo, ao prestar cuidados pessoais ou serviços médicos.

Os micro-organismos também podem aderir a dispositivos médicos implantados no corpo (como cateteres, próteses articulares e valvas cardíacas artificiais). Os micro-organismos podem estar presentes nos dispositivos no momento em que estes são introduzidos no corpo, caso tenham sido contaminados de forma acidental. Ou, então, os micro-organismos infecciosos provenientes de outro lugar podem se disseminar pela corrente sanguínea e se alojar em um dispositivo já implantado.

Dado que o material implantado não dispõe de defesas naturais, é fácil para os micro-organismos proliferarem e se disseminarem, causando doenças.

Uma vez invadido o corpo, os micro-organismos têm de se multiplicar para causar uma infecção. Depois de se multiplicarem, verifica-se uma de três situações:

- Os micro-organismos continuam a multiplicar-se até ultrapassarem as defesas do corpo.
- Um estado de equilíbrio é atingido, dando origem a uma infecção crônica.
- O corpo, com ou sem tratamento médico, destrói e elimina o micro-organismo invasor.

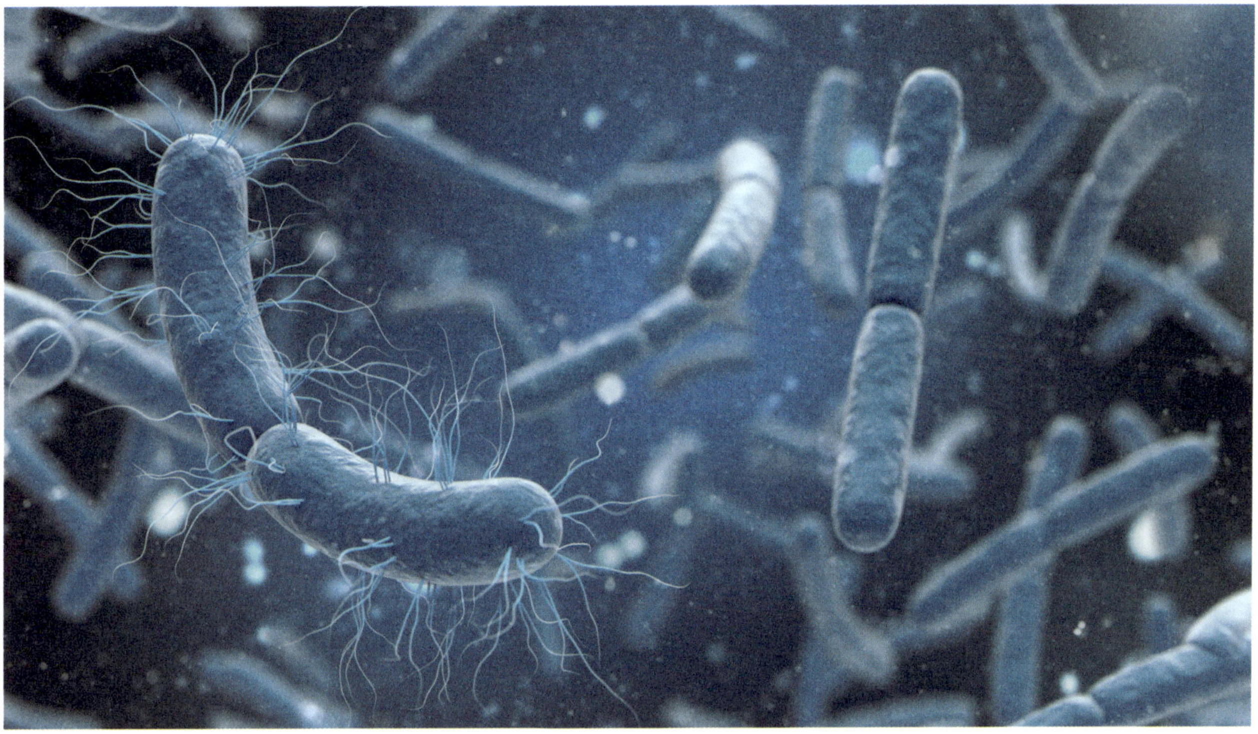

A invasão pela maioria dos micro-organismos tem início quando eles aderem às células da pessoa. A capacidade de ligação constitui um processo muito específico, que envolve uma ligação entre o micro-organismo e as células do organismo, ligação semelhante à de uma chave e respectiva fechadura. Conseguir aderir à superfície de uma célula possibilita aos micro-organismos estabelecerem uma base a partir da qual eles invadem os tecidos.

A permanência do micro-organismo próximo ao local de invasão ou sua disseminação para outros locais, bem como a gravidade da infecção, dependem de fatores como os seguintes:

- Se o micro-organismo produz toxinas, enzimas ou outras substâncias
- Se ele desenvolve resistência a medicamentos antimicrobianos
- Se ele pode bloquear os mecanismos de defesa do organismo
- Como o sistema imunológico da pessoa está funcionando

Muitos micro-organismos que causam doenças apresentam propriedades que aumentam a gravidade das doenças (virulência) e os ajudam a resistir aos mecanismos de defesa do corpo. Essas propriedades incluem:

- Toxinas
- Enzimas
- Formas de bloquear as defesas do corpo.

Produção de toxinas e enzimas

Alguns micro-organismos que invadem o corpo produzem toxinas. Por exemplo, a bactéria *Clostridium tetani*, ao infectar uma ferida, produz uma toxina que causa o tétano.

Algumas doenças são causadas por toxinas produzidas por micro-organismos fora do corpo. Por exemplo, bactérias estafilococos que vivem nos alimentos podem produzir uma toxina que causa intoxicação alimentar quando o alimento é consumido, mesmo se os estafilococos tiverem sido mortos.

A maioria das toxinas tem componentes que se unem especificamente a moléculas de determinadas células (células-alvo). As toxinas desempenham um papel importante em doenças como o tétano, a síndrome do choque tóxico, o botulismo, o carbúnculo e a cólera.

Algumas bactérias produzem enzimas que rompem os tecidos, permitindo que a infecção se propague pelos tecidos com maior rapidez. Outras bactérias produzem enzimas que lhes permitem entrar e/ou passar pelas células.

Bloqueio das defesas do corpo

Alguns micro-organismos possuem maneiras de bloquear os mecanismos de defesa do corpo, tais como as seguintes:

- Interferem na produção de anticorpos ou no aparecimento das células T (um tipo de glóbulo branco do sangue) do corpo, preparadas de modo específico para atacar os micro-organismos.
- Têm camadas de proteção externa (cápsulas) que impedem que os glóbulos brancos do sangue engulam os micro-organismos (por exemplo, o fungo *Cryptococcus*, que na verdade desenvolve uma cápsula mais grossa depois de entrar nos pulmões com o objetivo específico de resistir às defesas do corpo).
- Possuem resistência ao rompimento (lise) por substâncias que circulam no fluxo sanguíneo.
- Produzem substâncias que contrariam os efeitos dos antibióticos.

Algumas bactérias podem produzir uma camada de secreção (chamada biofilme) que as ajuda a colar em células e em material estranho, como cateteres intravenosos, material de sutura e implantes e aparelhos médicos. O biofilme protege as bactérias de forma a não serem ingeridas pelas células imunológicas e não serem mortas pelos antibióticos.

Os micro-organismos que primeiramente não possuem meios de bloquear as defesas do corpo às vezes desenvolvem o biofilme ao longo do tempo. Por exemplo, alguns micro-organismos, após serem repetidamente expostos à penicilina, tornam-se resistentes a tal medicamento (o que é chamado resistência ao antibiótico).

Disfunção do sistema imunológico

Se o sistema imunológico não estiver funcionando bem (o que é chamado imunocomprometimento), as pessoas ficam mais suscetíveis a infecções. O sistema imunológico pode não funcionar bem devido ao seguinte:

- Pessoas que nascem com um distúrbio hereditário que prejudica o sistema imunológico (um distúrbio de imunodeficiência).
- Um distúrbio que é adquirido mais tarde (tal como infecção por HIV ou câncer) o enfraquece.
- Pessoas que precisam tomar um medicamento que suprima o sistema imunológico (imunossupressores), como aqueles usados para prevenir a rejeição de um órgão transplantado, ou corticosteroides, usados para reduzir inflamação.

Fatores facilitadores da invasão microbiana

A invasão microbiana pode ser facilitada pelo seguinte:

- Fatores de virulência
- Aderência microbiana
- Resistência aos antimicrobianos
- Defeitos nos mecanismos de defesa do hospedeiro

Fatores de virulência

Os fatores de virulência auxiliam patógenos na invasão e na resistência das defesas do hospedeiro, que incluem:

- Cápsula
- Enzimas
- Toxinas

Cápsula

Alguns microrganismos (p. ex., certas cepas de pneumococo, meningococo, *Haemophilus influenzae* tipo b) têm uma cápsula que bloqueia a fagocitose, tornando esses organismos mais virulentos do que as cepas não encapsuladas. Mas os anticorpos opsônicos específicos contra a cápsula podem ligar-se à cápsula bacteriana e facilitar a fagocitose.

Enzimas

Proteínas bacterianas com atividade enzimática (p. ex., protease, hialuronidase, neuraminidase, elastase, colagenase) facilitam a disseminação no tecido local. Microrganismos invasivos (p. ex., *Shigella flexneri*, *Yersinia enterocolitica*) podem penetrar e percorrer células eucarióticas intactas, facilitando a entrada através de superfícies mucosas.

Algumas bactérias (p. ex., *Neisseria gonorrhoeae*, *H. influenzae*, *Proteus mirabilis*, espécies clostridiais, *Streptococcus pneumoniae*) produzem proteases IgA-específicas que clivam e inativam a IgA secretora nas superfícies mucosas.

Toxinas

Microrganismos podem liberar toxinas (denominadas exotoxinas), que são proteínas moleculares capazes de causar doença (p. ex., difteria, cólera, tétano, botulismo) ou aumentar sua gravidade. A maioria das toxinas liga-se a receptores específicos de células-alvo. Com exceção de toxinas pré-formadas responsáveis por algumas doenças alimentares (p. ex., botulismo, intoxicação alimentar por estafilococos ou Bacillus cereus), as toxinas são produzidas pelos microrganismos na evolução da infecção.

A endotoxina é um lipopolissacarídio produzido por bactérias Gram-negativas e faz parte da parede celular. A endotoxina desencadeia mecanismos humorais enzimáticos envolvendo as vias do complemento, da coagulação, fibrinolítica e das cininas, sendo responsável, em grande parte, pela morbidade da sepse por bactérias Gram-negativas.

Outros fatores

Alguns microrganismos são mais virulentos porque eles fazem o seguinte:

- Prejudicam a produção de anticorpos
- Resistem aos efeitos líticos do complemento sérico

- Resistem às etapas oxidativas na fagocitose
- Produzem superantígenos

Muitos microrganismos têm mecanismos que prejudicam a produção de anticorpos induzindo células supressoras, bloqueando o processamento de antígenos e inibindo a mitogênese dos linfócitos.

A resistência aos efeitos líticos do complemento sérico confere virulência. Entre as espécies de *N. gonorrhoeae*, a resistência predispõe à infecção disseminada e não à localizada.

Alguns microrganismos resistem às etapas oxidativas na fagocitose. Por exemplo, *Legionella* e *Listeria* não provocam nem suprimem ativamente a etapa oxidativa, ao passo que outros microrganismos produzem enzimas (p. ex., catalase, glutationa redutase, superóxido dismutase) que liberam os produtos da oxidação.

Alguns vírus e bactérias produzem superantígenos que contornam o sistema imunitário, causam ativação inespecífica de um número excessivo de células T naives e, assim, provocam inflamação exagerada e potencialmente destrutiva mediada pela liberação maciça de citocinas pró-inflamatórias.

Aderência microbiana

A aderência microbiana auxilia os microrganismos a estabelecerem uma base através da qual penetram nos tecidos. Entre os fatores que determinam a aderência estão as adesinas (moléculas microbianas que são mediadoras da adesão à célula) e os receptores do hospedeiro, aos quais as adesinas se ligam. Estes incluem resíduos de açúcares e proteínas de superfície celular, como a fibronectina, que aumenta a ligação de certos microrganismos Gram-positivos (p. ex., estafilococos).

Outros determinantes de aderência incluem estruturas finas nas paredes de certas bactérias (p. ex., estreptococos), denominadas fibrilas, por meio das quais certas bactérias se ligam às células epiteliais humanas.

Outras bactérias, como as Enterobacteriaceae (p. ex., *Escherichia coli*), possuem organelas específicas de adesão denominadas fímbrias ou pili. As fímbrias capacitam o microrganismo a aderir a quase todas as células humanas, incluindo neutrófilos e células epiteliais do trato geniturinário, boca e intestino.

Biofilme

O biofilme é uma estrutura fina que pode se formar ao redor de algumas bactérias, conferindo resistência à fagocitose e a antibióticos. Desenvolve-se ao redor de Pseudomonas aeruginosa nos pulmões de pacientes com fibrose cística e também ao redor de estafilococos coagulase-negativos em dispositivos médicos sintéticos, como cateteres intravenosos (IV), enxertos vasculares prostéticos e material de sutura.

Fatores que afetam a probabilidade de o biofilme se desenvolver nesses dispositivos médicos incluem textura de material, composição química e hidrofobicidade.

Resistência antimicrobiana

A variabilidade genética entre os micróbios é inevitável. O uso de antimicrobianos eventualmente seleciona para a sobrevivência das cepas que são capazes de resistir a eles.

Emergência da resistência antimicrobiana pode ser devido a uma mutação espontânea dos genes cromossômicos. Em muitos casos, as cepas bacterianas resistentes adquiriram elementos genéticos móveis de outros microrganismos. Esses elementos são codificados em plasmídios ou transpósons e permitem que os microrganismos sintetizem as enzimas que:

- Modificam ou inativam o agente antimicrobiano
- Modificam a habilidade da célula bacteriana de acumular o agente antimicrobiano
- Resistem à inibição pelo agente antimicrobiano

Minimizar o uso inapropriado de antibióticos em humanos e na criação dos animais é importante para a saúde pública.

Resistência a antibióticos

A resistência a um antibiótico pode ser inerente a uma espécie bacteriana particular ou pode ser adquirida como resultado de mutações ou aquisição de genes de outro microrganismo que codifica para a resistência bacteriana. Diferentes mecanismos de resistência são codificados por esses genes. Genes de resistência podem ser transmitidos entre 2 células bacterianas pelos seguintes mecanismos:

- Transformação (transferência de um pedaço de DNA de um outro microrganismo)
- Transdução (infecção por um bacteriófago)

O uso de antibiótico elimina preferencialmente bactérias não resistentes, aumentando a proporção de bactérias resistentes remanescentes. Esse é um fato que ocorre não somente com bactérias patogênicas, mas também com a flora normal; a flora normal resistente serve como um reservatório para genes resistentes que podem se disseminar para patógenos futuros.

Defeitos nos mecanismos de defesa do hospedeiro

Dois tipos de estado de imunodeficiência afetam a capacidade do hospedeiro de lutar contra infecções:

- Imunodeficiência primária.
- Imunodeficiência secundária (adquirida).

Imunodeficiências primárias são de origem genética; > 100 estados de imunodeficiência primária já foram descritos. A maioria das imunodeficiências primárias é reconhecida durante a infância; no entanto, mais de 40% são reconhecidas pela primeira vez durante a adolescência ou a idade adulta.

Imunodeficiências adquiridas são causadas por outras doenças (p. ex., câncer, infecção pelo HIV, doença cirrótica) ou pela exposição a uma substância química ou fármaco que seja tóxico ao sistema imunitário.

Mecanismos

Desordens nas respostas imunes podem envolver:

- Imunidade celular
- Imunidade humoral
- Sistema fagocítico
- Sistema complemento

As deficiências celulares são geralmente de células T ou desordens imunes combinadas. As células T contribuem para a destruição de microrganismos intracelulares, portanto, pacientes com desordens de células T podem apresentar doenças oportunistas como *Pneumocystis jirovecii* ou infecções criptocócicas. A cronicidade dessas infecções pode provocar má evolução ponderal, diarreia crônica e candidíase oral persistente.

As deficiências humorais são geralmente causadas por falha das células B em produzir imunoglobulinas funcionantes. Pacientes com esse tipo de distúrbio geralmente apresentam infecção por microrganismos encapsulados (p. ex., H. influenzae, S. pneumoniae). Pacientes podem apresentar distúrbios de crescimento, diarreia e infecções sinopulmonares recorrentes.

Um defeito no sistema fagocítico afeta a resposta imunitária imediata às infecções bacterianas e pode resultar no desenvolvimento de abscessos recorrentes ou pneumonias graves.

Os defeitos primários do sistema complemento são particularmente raros. Pacientes com esse tipo de defeito podem apresentar infecções recorrentes por bactérias pirogênicas (p. ex., bactérias encapsuladas, Neisseria spp) e têm maior risco de distúrbios autoimunes (p. ex., lúpus eritematoso sistêmico).

Infecção Cirúrgica

A Infecção do Sítio Cirúrgico (ISC) é uma das principais infecções relacionadas à assistência à saúde no Brasil, ocupando a terceira posição entre todas as infecções em serviços de saúde e compreendendo 14% a 16% daquelas encontradas em pacientes hospitalizados.

Estudos nacionais realizados pelo Ministério da Saúde encontram uma taxa de ISC de 11% do total de procedimentos cirúrgicos analisados. Esta taxa atinge maior relevância em razão de fatores relacionados à população atendida e procedimentos realizados nos serviços de saúde.

As definições de procedimento cirúrgico, infecção e indicadores constituem a base que norteia o trabalho das Comissões de Controle de Infecção Hospitalar (CCIH).

A utilização de definições para os procedimentos e critérios para diagnosticar uma infecção, de modo harmonizado por todos os serviços de saúde, possibilita selecionar o objeto da vigilância e permite a comparação entre eles. Do contrário, as comissões estarão, muitas vezes, comparando de forma imprópria taxas e referências.

A despeito da homogeneidade destas definições, a interpretação dos indicadores pode ser difícil em razão de vários fatores:

1) Diferenças entre os hospitais e procedimentos, referentes ao tempo de observação no período pós-operatório. Pacientes, instituições ou procedimentos que apresentam menor permanência hospitalar tenderão a apresentar cifras de infecção mais baixas devido à subnotificação inevitável e não devido ao menor risco.

2) Diversidade de procedimentos e condições subjacentes. Não é recomendada a comparação de taxas de infecção de procedimentos distintos ou taxas do mesmo procedimento quando a condição da operação, estado clínico ou presença de fatores de risco dos pacientes varia significativamente.

3) Ausência de ajuste de risco satisfatório. Não existe forma plenamente satisfatória de corrigir os fatores de risco intrínsecos. A avaliação de cirurgias limpas é limitada, uma vez que a condição clínica do paciente não é avaliada.

Além disto, muitos procedimentos cirúrgicos importantes no âmbito do controle de infecção não são classificados como limpos. Indicadores ajustados, mais complexos, que levam em conta diversos fatores predisponentes do paciente são de coleta, cálculo e interpretação difíceis, inviabilizando outras atuações da comissão.

O desempenho destes indicadores não é igual para todos os procedimentos cirúrgicos, uma vez que o conjunto de fatores predisponentes é diferente de acordo com a operação.

Diversos indicadores são utilizados e muitos instrumentos servem como guia às instituições para que estas estabeleçam padrões de atendimento com alta qualidade.

Definição de Paciente Cirúrgico Passível de Vigilância Epidemiológica de Rotina

Cirurgia em paciente internado em serviço de saúde

Paciente submetido a um procedimento dentro do centro cirúrgico, que consista em pelo menos uma incisão e uma sutura, em regime de internação superior a 24horas, excluindo-se procedimentos de desbridamento cirúrgico, drenagem, episiotomia e biópsias que não envolvam vísceras ou cavidades.

Cirurgia ambulatorial

Paciente submetido a um procedimento cirúrgico em regime ambulatorial (hospital-dia) ou com permanência no serviço de saúde inferior a 24horas que consista em, pelo menos, uma incisão e uma sutura, excluindo-se procedimentos de desbridamento cirúrgico, drenagem e biópsias que não envolvam vísceras ou cavidades.

Cirurgia endovascular

Paciente submetido a um procedimento terapêutico realizado por acesso percutâneo, via endovascular, com inserção de prótese, exceto stents.

Cirurgia endoscópica com penetração de cavidade

Paciente submetido a um procedimento terapêutico, por via endoscópica, com manipulação de cavidade ou víscera através da mucosa. Estão incluídas aqui cirurgias transgástricas e transvaginais, cirurgias urológicas e cirurgias transnasais.

Definição de Infecções do Sítio Cirúrgico (ISC) para Cirurgias em Pacientes Internados e Ambulatoriais

São infecções relacionadas aos procedimentos cirúrgicos descritos no item 1, sendo classificadas conforme os planos acometidos ilustrados na figura abaixo e definidas de acordo com os critérios dos quadros 01 e 03.

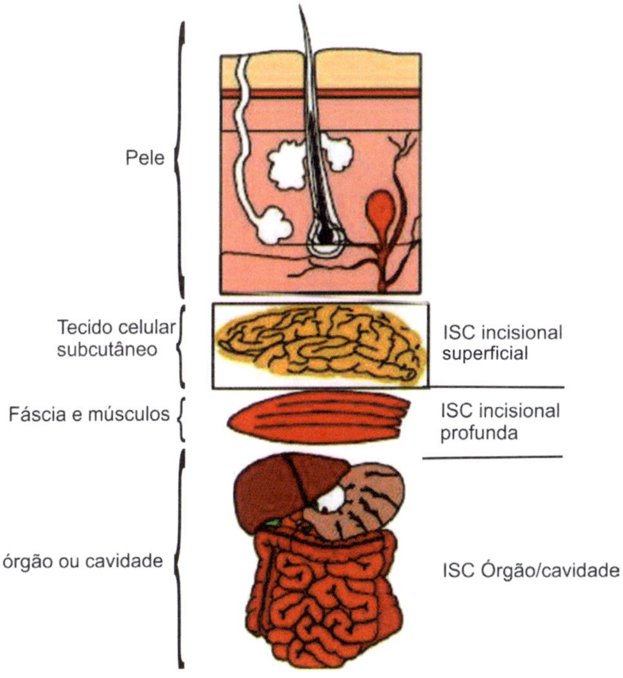

Fig.01 – Classificação da Infecção do Sítio Cirúrgico

QUADRO 01 - **Classificação e critérios definidores de infecção cirúrgica**

<table>
<tr><td>Incisional Superficial

ISC - IS</td><td>Critério:

Ocorre nos primeiros 30 dias após a cirurgia e envolve apenas pele e subcutâneo. Com pelo menos 1 (um) dos seguintes:

• Drenagem purulenta da incisão superficial;
• Cultura positiva de secreção ou tecido da incisão superficial, obtido assepticamente (não são considerados resultados de culturas colhidas por swab);
• A incisão superficial é deliberadamente aberta pelo cirurgião na vigência de pelo menos um dos seguintes sinais ou sintomas: dor, aumento da sensibilidade, edema local, hiperemia ou calor, EXCETO se a cultura for negativa;
• Diagnóstico de infecção superficial pelo médico assistente.

Obs.:

No caso de cirurgia oftalmológica, conjuntivite será definida como infecção incisional superficial. Não notificar mínima inflamação e drenagem de secreção limitada aos pontos de sutura.</td></tr>
<tr><td>Incisional Profunda

ISC - IP</td><td>Critério:

Ocorre nos primeiros 30 dias após a cirurgia ou até UM ano, se houver colocação de prótese, e envolve tecidos moles profundos à incisão (ex: fáscia e/ou músculos). Com pelo menos UM dos seguintes:

• Drenagem purulenta da incisão profunda, mas não de órgão/cavidade;
• Deiscência parcial ou total da parede abdominal ou abertura da ferida pelo cirurgião, quando o paciente apresentar pelo menos um dos seguintes sinais ou sintomas: temperatura axilar ≥ 37,8°C, dor ou aumento da sensibilidade local, exceto se a cultura for negativa;
• Presença de abscesso ou outra evidência que a infecção envolva os planos profundos da ferida, identificada em reoperação, exame clínico, histocitopatológico ou exame de imagem;
• Diagnóstico de infecção incisional profunda pelo médico assistente.</td></tr>
</table>

Órgão/ Cavidade **ISC - OC**	**Critério:** Ocorre nos primeiros 30 dias após a cirurgia ou até UM ano, se houver colocação de prótese, e envolve qualquer órgão ou cavidade que tenha sido aberta ou manipulada durante a cirurgia. Com pelo menos UM dos seguintes: • Cultura positiva de secreção ou tecido do órgão/cavidade obtido assepticamente; • Presença de abscesso ou outra evidência que a infecção envolva os planos profundos da ferida, identificada em reoperação, exame clínico, histocitopatológico ou exame de imagem; • Diagnóstico de infecção de órgão/cavidade pelo médico assistente. **Obs.:** • Osteomielite do esterno após cirurgia cardíaca ou endoftalmite são consideradas infecções de órgão/cavidade. • Em pacientes submetidos a cirurgias endoscópicas com penetração de cavidade, serão utilizados os mesmos critérios de infecção do sítio cirúrgico do tipo órgão-cavidade. Não há, até o momento, critérios que permitam separar infecção ascendente do trato urinário de infecção urinária como expressão secundária de infecção em cirurgia urológica. • NÃO considerar que a eliminação de secreção purulenta através de drenos seja necessariamente sinal de ISC-OC. • Sinais clínicos (febre, hiperemia, dor, calor, calafrios) ou laboratoriais (leucocitose, aumento de PCR quantitativa ou VHS) são inespecíficos, mas podem sugerir infecção.

ATENÇÃO

*Caso a infecção envolva mais de um plano anatômico, notifique apenas o sítio de maior profundidade.

*Considera-se prótese todo corpo estranho implantável não derivado de tecido humano (ex: válvula cardíaca protética, transplante vascular não-humano, coração mecânico ou prótese de quadril), exceto drenos cirúrgicos.

QUADRO 2 - Sítios Específicos de ISC/OC

Descrição	Sigla
Osteomielite	OSSO
Mastite ou abscesso de mama	MAMA
Miocardite ou pericardite	CARD
Conjuntivite	CONJ
Espaço do disco	DISC
Ouvido, mastoide	OVDO
Endometrite	EDMT
Endocardite	ENDO
Olhos (exceto conjuntivite)	OLHO
Trato gastrintestinal	TGI
Intra-abdominal, não especificada em outro local	IAB
Intracraniana, abscesso cerebral ou dura-máter	IC
Articulação ou bolsa	ARTI
Outras infecções do trato respiratório inferior	PULM
Mediastinite	MED
Meningite ou ventriculite	MEN
Cavidade oral (boca, língua ou gengivas)	ORAL
Outras do aparelho reprodutor masculino ou feminino	OREP
Outras infecções do trato urinário	OITU
Abscesso medular sem meningite	AMED
Sinusite	SINU
Trato respiratório superior	TRSU
Infecção arterial ou venosa	VASC
Cúpula vaginal	CUPV
Meningite ou ventriculite	MEN

QUADRO 3 - **Definição de infecções do sítio cirúrgico para cirurgias endovasculares:**

<table>
<tr><td>Infecção do Sítio de Entrada</td><td>Critério:
Ocorre nos primeiros 30 dias após a cirurgia e envolve apenas pele e subcutâneo do sítio de inserção percutânea da prótese endovascular.
Com pelo menos UM dos seguintes:
• Drenagem purulenta da incisão superficial;
• Cultura positiva de secreção ou tecido da incisão superficial, obtido assepticamente (não são considerados resultados de culturas colhidas por swab);
• Pelo menos um dos seguintes sinais ou sintomas: dor ou aumento da sensibilidade, edema local, hiperemia ou calor, e a incisão superficial é deliberadamente aberta pelo cirurgião, exceto se a cultura for negativa;
• Diagnóstico de infecção superficial pelo médico assistente.</td></tr>
<tr><td>Infecção da Prótese</td><td>Critério:
Inserção percutânea de prótese endovascular até UM ano após a inserção.
Com pelo menos UM dos seguintes:
• Diagnóstico pelo cirurgião.
• Cultura positiva de secreção periprótese ou fragmento da prótese ou parede vascular.
• Exame histopatológico da parede vascular com evidência de infecção.
• Hemocultura positiva (02 amostras para patógenos da pele ou 01 amostra para outros agentes, excluídas outras fontes).
• Evidência de infecção em exames de imagem (ultra-sonografia, tomografia computadorizada, ressonância magnética nuclear, cintilografia ou tomografia por emissão de pósitrons (PETscan).
• Êmbolos sépticos à distância, na ausência de outra fonte de infecção.
• Sinais clínicos e/ou laboratoriais de infecção associados à fístula da prótese, hemorragia secundária, rompimento da prótese, trombose, fístula para pele com sangramento persistente, fístulas para outros órgãos ou pseudoaneurisma (massa palpável pulsátil).
Obs.:
Sinais clínicos (febre, hiperemia, dor, calor, calafrios) ou laboratoriais (leucocitose, aumento de PCR quantitativa ou VHS) são inespecíficos, mas podem sugerir infecção.</td></tr>
</table>

Infecção Em Sítio Cirúrgico

As Infecções em Sítio Cirúrgico (ISC) são as maiores fontes de morbidade e mortalidade entre os pacientes submetidos a cirurgias. Estima-se que as ISC prolonguem o tempo de internação em média mais de sete dias e consequentemente o custo do procedimento.

Sua incidência pode variar, sendo em média de 2 a 5% para as cirurgias consideradas "limpas". As ISC correspondem a aproximadamente 38% do total das infecções hospitalares em pacientes cirúrgicos e 16% do total de infecções hospitalares.

Diversos fatores aumentam a incidência de ISC: alguns tipos de cirurgias, como cirurgias cardíacas e queimados; cirurgias realizadas em grandes hospitais, pacientes adultos em comparação com pediátricos e a quantidade de inóculo bacteriano introduzido no ato cirúrgico.

Com base em estudos que demonstraram a positividade de culturas do intraoperatório como um preditor de infecção, as cirurgias são classicamente categorizadas segundo o seu potencial de contaminação, com o objetivo de estimar a probabilidade da ocorrência de ISC.

QUADRO 4 - Classificação das Cirurgias quanto ao Controle de Infecção

Cirurgias Limpas	Sítio cirúrgico sem sinais de inflamação, sem contato com trato respiratório, alimentar genital e urinário. O fechamento deve ser primário com drenagem, quando necessária, fechada.
Cirurgias Potencialmente Contaminadas	Sítio cirúrgico entra nos tratos respiratório, genital, gastrintestinal ou urinário em condições controladas e sem contaminação acidental.
Cirurgias Contaminadas	Feridas abertas acidentalmente ou cirurgias com quebra importante de técnica asséptica ou grande contaminação do trato gastrintestinal. Cirurgias que entram no trato urinário com urina infecciosa ou trato biliar com bile infectada ou cirurgias onde é achado tecido inflamatório agudo não purulento.
Cirurgias Infectadas	Lesões traumáticas antigas com tecido desvitalizado, corpo estranho, contaminação fecaloide, quando há perfuração inesperada de víscera.

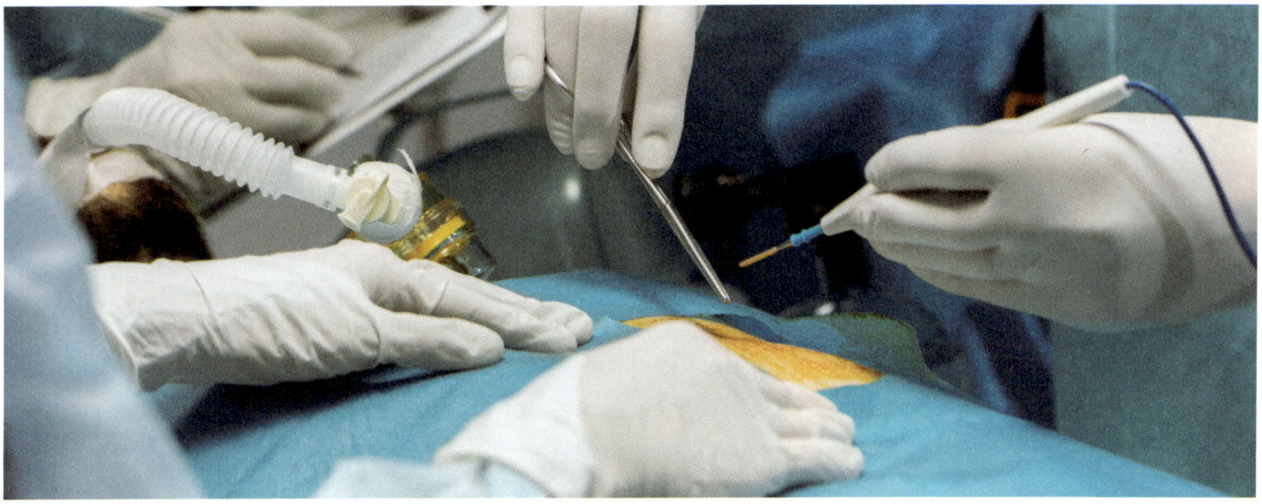

Diagnóstico Epidemiológico das ISC

Clinicamente, a ferida cirúrgica é considerada infectada quando existe presença de drenagem purulenta pela cicatriz, que pode estar associada à presença de eritema, edema, calor rubor, deiscência e abscesso.

Nos casos de infecções superficiais de pele, o exame da ferida é a principal fonte de informação; em pacientes obesos ou com feridas profundas em múltiplos planos (com após toracotomia) os sinais externos são mais tardios.

O diagnóstico epidemiológico das ISC deve ser o mais padronizado possível para permitir a comparação ao longo do tempo em um determinado serviço e também a comparação entre os diversos serviços e instituições. Para isto, o Center for Diseases Control and Prevention (CDC), nos EUA, criou definições de ISC que são mundialmente usadas para vigilância epidemiológica:

QUADRO 5 - Definições de ISC segundo o CDC

Infecção de Sítio Cirúrgico Incisional Superficial	Deve ocorrer em 30 dias após o procedimento e envolver apenas pele e tecido subcutâneo, e apresentar pelo menos um dos seguintes sinais ou sintomas: **1.** Drenagem de secreção purulenta da incisão. **2.** Microrganismo isolado de maneira asséptica de secreção ou tecido. **3.** Pelo menos um dos sinais e sintomas e a abertura deliberada dos pontos pelo cirurgião, exceto se cultura negativa: dor, edema, eritema ou calor local. **4.** Diagnóstico de infecção pelo médico que acompanha o paciente.

Infecção do Sítio Cirúrgico Incisional Profunda	Deve ocorrer em 30 dias após o procedimento se não houver implante ou um ano se houver implante. A infecção deve envolver os tecidos moles profundos (músculo ou fáscia) e apresentar pelo menos um dos seguintes sinais ou sintomas: **1.** Drenagem purulenta de incisão profunda. **2.** Incisão profunda com deiscência espontânea ou deliberadamente aberta pelo cirurgião quando o paciente apresentar pelo menos um dos sinais ou sintomas: febre, dor localizada, edema e rubor exceto se cultura negativa. **3.** Abscesso ou outra evidência de infecção envolvendo fáscia ou músculo, achada ao exame direto, reoperação, histopatológico ou radiológico. **4.** Diagnóstico de infecção incisional profunda pelo médico que acompanha o paciente.
Infecção de órgão/espaço	Deve ocorrer em 30 dias após o procedimento se não houver implante ou um ano se houver implante. Envolve qualquer outra região anatômica do sitio cirúrgico que não a incisão e apresenta pelo menos um dos seguintes sinais ou sintomas: **1.** Drenagem purulenta por dreno locado em órgão ou cavidade. **2.** Microrganismo isolado de maneira asséptica de secreção ou tecido de órgão ou cavidade. **3.** Abscesso ou outra evidência de infecção envolvendo órgão ou cavidade achada ao exame direto, reoperação, histopatológico ou radiológico. **4.** Diagnóstico de infecção de órgão/espaço pelo médico que acompanha o paciente.

Agentes Etiológicos

A fonte mais frequente é a flora endógena do paciente; estima-se que após 24hs do procedimento a ferida cirúrgica está selada e, portanto, protegida da contaminação exógena.

Infecções à distância podem ser fonte de microrganismos que contaminam a ferida cirúrgica e devem ser pesquisados e tratados no pré-operatório de cirurgias eletivas.

Fontes exógenas podem ter importância durante o ato cirúrgico, portanto uma rigorosa técnica asséptica deve ser mantida com intuito de prevenir a contaminação.

O ar pode ser veículo de transmissão de alguns patógenos em casos especiais, como, por exemplo, casos de infecção por *Streptococcus* do grupo **A** transmitida por pessoas da equipe cirúrgica.

Estratégias como as salas cirúrgicas com fluxo laminar e/ou radiação ultravioleta só foram eficazes em reduzir as taxas de ISC em cirurgias para colocação de prótese de quadril ou joelho.

Os agentes mais frequentes de ISC são os contaminantes comuns da pele do paciente:

- *Staphylococcus aureus*
- *Staphylococcus epidermidis* e outros
- *Staphylococcus coagulase* negativa.

Em cirurgias abdominais existe uma maior frequência de enterobactérias e *Enterococcus sp*. Na faixa etária pediátrica e em recém-nascidos as enterobactérias são mais frequentemente encontradas do que em pacientes adultos.

Em queimados, o *S.aureus* é o agente mais comum seguido da *Pseudomonas aeruginosa*.

A incidência de bactérias Gram-negativas e *Enterococcus sp* aumenta com o tempo de internação. A incidência de fungos vem crescendo devido ao grande número de pacientes imunodeprimidos, entre eles, as espécies de Candida, principalmente *albicans* e *tropicalis*, são os agentes mais comuns.

Fatores de Risco

O risco de ocorrência de ISC é determinado por:

a. dose do inóculo microbiano no sítio cirúrgico;

b. virulência do microrganismo;

c. resistência imunológica do hospedeiro;

d. status fisiológico do sítio cirúrgico no final da cirurgia, que é influenciado pela quantidade de tecido desvitalizado, técnica cirúrgica empregada e doença de base do paciente.

Os fatores de risco referentes ao hospedeiro são:

- **Diabetes mellitus –** um controle glicêmico adequado no pré-operatório e no intraoperatório é recomendável; o controle glicêmico no pós-operatório facilita a cicatrização e diminui o tempo de internação.
- **Tabagismo –** o paciente deve ser orientado no pré-operatório a parar de fumar ou diminuir o uso de qualquer forma de consumo de tabaco
- **Obesidade –** dificulta a cicatrização e a concentração tecidual adequada do antibiótico profilático
- **Perda rápida e recente de peso –** pode ser um fator de risco principalmente por estar associada à desnutrição
- **Desnutrição –** se possível postergar a cirurgia para que o paciente melhore o estado nutricional; a albumina pode ser um bom marcador para controle.
- **Idade avançada**
- **Imunossupressão –** secundária ao uso de corticoide ou outros imunossupressores ou a doença de base, contudo, não existe consenso sobre a eficácia em reduzir a imunossupressão para realização de procedimentos para controle de ISC.
- **Infecções de sítios distantes –** devem ser pesquisadas e tratadas no pré-operatório.

Os fatores de risco relacionados à assistência pré-operatória são:

- **Tempo de internação pré-operatório** – principalmente se o paciente estiver em Unidade de Terapia Intensiva. A internação pré-operatória prolongada favorece a substituição da flora endógena do paciente, aumentando o risco de aquisição de microrganismos multirresistentes.
- **Tricotomia/tonsura extensa** – principalmente se os pêlos forem raspados, pois este procedimento produz micro lesões que aumentam a colonização da pele e dificultam sua antissepsia. Quanto mais precoce a tricotomia, maior o risco.

Os fatores relacionados ao intraoperatório são:

- **Tempo intraoperatório prolongado** – por aumentar o risco de contaminação da ferida, aumentar a lesão tecidual, aumentar a imunossupressão por perda de sangue, diminuir o efeito do antibiótico profilático quando não repicado e aumentar o número de suturas e uso do cautério.
- **Técnica cirúrgica** – manipulação intensa, abertura inadvertida de víscera, controle inadequado de sangramento, espaço morto, quantidade de tecido desvitalizado.
- **O uso de drenos** – por permitir a migração retrógrada de bactérias da flora da pele.

Prevenção Inicial

São três as principais estratégias para reduzir e prevenir as ISC:

- Diminuir o montante e o tipo de contaminação
- Melhorar as condições da ferida
- Melhorar as defesas do hospedeiro

A antibiótico profilaxia deve ser realizada antes do início da cirurgia para que no momento da incisão da pele exista concentração tecidual adequada. Como *S.aureus* é o agente mais frequente de infecção, a profilaxia deve ser realizada com antibióticos com atividade para este agente, geralmente cefalosporinas de primeira e segunda geração.

Caso a cirurgia seja prolongada, existe uma grande perda volêmica, ou, se o paciente for obeso mórbido, é recomendável uma segunda dose intraoperatória. O uso de antibiótico profilático que tem início no pós-operatório imediato e se estende por longos períodos não previne nem cura a inflamação ou infecção.

Os mais atuais guias para Prevenção das Infecções Hospitalares são baseados em evidências científicas e categorizam as suas recomendações de acordo com a força destas evidências. O CDC classifica suas recomendações de acordo com as seguintes categorias:

Categoria IA: são medidas fortemente recomendadas para implementação e fortemente suportadas por estudos experimentais, clínicos ou epidemiológicos bem desenhados.

Categoria IB: são medidas fortemente recomendadas para implementação e suportadas por alguns estudos experimentais, clínicos ou epidemiológicos e com forte razão teórica.

Categoria IC: são medidas determinadas por regulamentações, normas ou padrões governamentais.

Categoria II: são medidas sugeridas para implementação e são suportadas por estudos clínicos ou epidemiológicos indicativos e com uma razão teórica.

Tópicos não resolvidos ou sem recomendações: são medidas para as quais as evidências científicas são insuficientes ou não há consenso relativo a sua eficácia.

Recomendações para prevenção de ISC

As recomendações do CDC com os níveis de evidência IA, IB e II para prevenção de ISC são apresentadas no quadro a seguir.

QUADRO 6 – Recomendações para prevenção de ISC, por níveis de evidências, segundo o CDC

Recomendações do CDC para Prevenção de ISC	
Recomendação	**Nível da Recomendação**
Preparação Pré-operatória do Paciente	
Diagnosticar e tratar infecções em sítios distantes antes do procedimento	IA
Internação pré-operatória mais breve possível	IA
Se for necessário realizar a tonsura, fazê-la imediatamente antes da cirurgia, com o uso de tonsurador	IA
Controle glicêmico adequado: manter glicemia intraoperatória <200	IB
Recomendar parar de fumar no mínimo 30 dias antes do procedimento	IB
Prescrever banho pré-operatório com antisséptico na noite anterior e na manhã da cirurgia	IB
Lavar e limpar a pele ao redor da incisão para remover contaminação grosseira antes de aplicar solução antisséptica	IB
Usar antisséptico adequado para preparo da pele: Clorohexidine	IB
Aplicar antisséptico em círculos concêntricos de dentro para fora, na área da incisão, em possíveis novas incisões e na inserção de drenos	IB
Considerar postergar a cirurgia em caso de desnutrição severa, realizar controle pela albumina	II
Antissepsia das Mãos e Antebraço de toda Equipe Cirúrgica	
Manter unhas curtas e não usar unhas artificiais	IB

Realizar escovação até acima do cotovelo antes de tocar em campos ou instrumentos estéreis ou pele preparada do paciente	IB
Limpar abaixo da unha antes da escovação	IB
Realizar escovação de 3-5 minutos com antisséptico adequado	IB
Após escovação manter as mãos para cima, longe do corpo, enxugar com toalha estéril e colocar avental e luvas estéreis	IB
Não usar adereços em braços e mãos	II
Antibiótico Profilático	
Selecionar antimicrobiano profilático baseado no agente mais comum para o procedimento específico	IA
Para Cesárea, administrar imediatamente após o clampeamento do cordão	IA
Administrar antibiótico intravenoso, exceto nos casos de cirurgia do colo retal; nesses casos, associar antibiótico via oral.	IA
Administrar antibiótico antes da cirurgia para que haja concentração adequada de antibiótico no momento da incisão da pele. Idealmente 30 minutos antes	IA
Não estender a profilaxia no pós-operatório	IB
Considerar doses adicionais no intraoperatório: se a cirurgia se estender mais que a meia vida estimada do antibiótico; se houver grande perda de sangue; se a operação for em obesos mórbidos	IB
Não usar vancomicina como profilaxia de rotina	IB
Administrar antibiótico o mais próximo possível da indução anestésica	II
Não usar vancomicina como profilaxia de rotina	IB
Administrar antibiótico o mais próximo possível da indução anestésica	II
Cuidados intraoperatórios	
• Sala Cirúrgica	
Não realizar limpeza ou desinfecção especial após cirurgias contaminadas ou infectadas	IA
Não usar tapetes na entrada da sala cirúrgica com objetivo de controlar infecção	IA

Manter pressão positiva da ventilação da sala cirúrgica em relação ao corredor e áreas adjacentes	IB
Manter no mínimo 15 trocas de ar por hora, sendo pelo menos 3 trocas com renovação	IB
Filtrar todo ar com filtros apropriados e aprovados pelo órgão competente	IB
Introduzir todo ar pelo teto a exaustão pelo chão	IB
Manter as portas da sala fechadas, exceto para passagem de equipamento, profissionais e pacientes	IB
Quando sujeira visível ou contaminação com sangue ou fluídos corporais nos equipamentos durante a cirurgia, usar desinfetante registrado no órgão competente, para limpeza antes da próxima cirurgia	IB
Realizar limpeza terminal na sala cirúrgica após a última cirurgia com desinfetante registrado no órgão competente	IB
Não realizar de rotina coleta de amostras ambientais da sala cirúrgica; colher esse tipo de material apenas quando indicado como parte de uma investigação epidemiológica	IB
Esterilizar todos os instrumentais cirúrgicos de acordo com as recomendações da CCIH	IB
Utilizar esterilização Flash para materiais que precisem ser esterilizados com urgência	IB
Não utilizar esterilização Flash rotineiramente por conveniência ou para poupar tempo	IB
· **Curativos e campos cirúrgicos**	
Não usar propé com intuito de prevenir infecção	IA
Trocar a paramentação quando visivelmente molhada, suja, contaminada e/ou permeada de sangue ou outros materiais potencialmente infecciosos	IB
Usar máscara cirúrgica que cubra completamente a boca e o nariz quando entrar na sala cirúrgica se o material estéril estiver exposto ou a cirurgia já tiver começado. Usar máscara durante todo o procedimento	IB
Toda a equipe cirúrgica deve usar luva estéril, que deve ser colocada após o avental estéril	IB

O avental e campo cirúrgico devem ser de material impermeável	IB
Usar propé que cubra o pé e tornozelo, quando risco de contaminação para o profissional for previsto	II
• Anestesia	
Toda a equipe anestésica deve seguir as recomendações para controle de infecção durante a cirurgia	IA
· Técnica Cirúrgica	
Manipular os tecidos delicadamente, manter hemostasia efetiva, minimizar tecidos desvitalizados e corpos estranhos, erradicar espaço morto no sítio cirúrgico	IB
Postergar o fechamento primário ou deixar a incisão aberta para fechamento por segunda intenção se o campo cirúrgico for severamente contaminado	IB
Se o dreno for necessário, usar dreno fechado de sucção. Colocar o dreno em uma incisão separada e remover assim que possível	IB
• Cuidados pós-operatórios com a incisão	
Manter a incisão fechada com curativo estéril pelas primeiras 24-48 horas. Manter o curativo seco e não remover durante o banho	IA
Lavar a mão com antisséptico antes de manipular o curativo ou sítio cirúrgico	IA
Orientar o paciente e familiares como cuidar da cicatriz e identificar sinais e sintomas de infecção e a quem e onde reportar esses achados	II
• Vigilância epidemiológica	
Usar as definições do CDC para identificar ISC	IB
Para busca de casos utilizar a observação prospectiva direta, indireta ou uma combinação das duas durante a internação. Utilizar um sistema de vigilância pós-alta que seja compatível com os recursos e atenda a necessidade de obtenção de dados	IB
Para os pacientes que realizaram cirurgias que foram escolhidos para vigilância, registrar todas as variáveis que podem estar envolvidas em um risco aumentado de ISC	IB

Após o final da cirurgia um membro da equipe cirúrgica deve definir o potencial de contaminação da cirurgia	IB
Periodicamente, calcular as taxas de ISC por procedimento específico estratificadas pelas variáveis que são preditivas de risco para ISC	IB
Reportar, apropriadamente estratificadas, as taxas de ISC para cada membro da equipe cirúrgica. O formato e a frequência serão determinados pelo volume cirúrgico e os objetivos locais	IB

Vídeo: Lavagem correta das mãos

Tratamento

Em ISC restrita aos tecidos moles a terapêutica mais importante é a abertura da cicatriz, retirada do material infectado e curativo contínuos até a cicatrização por segunda intenção.

Apesar da maioria dos pacientes receber antibióticos no início do diagnóstico de ISC, esta prática tem pouco suporte em evidências científicas. Estudos com abscessos subcutâneos não identificaram benefícios quando a antibioticoterapia foi usada junto com a drenagem.

A melhor conduta é abrir a cicatriz e tratar por via sistêmica quando os sinais locais de inflamação são exuberantes ou o paciente possui sintomas e sinais sistêmicos.

Infecções potencialmente graves podem aparecer precocemente no pós-operatório; alguns sintomas que sugerem estas patologias são: dor desproporcional aos achados do exame físico, bolhas violáceas, hemorragia cutânea, amolecimento da pele, áreas de parestesia e anestesia, rápida progressão e presença de ar em subcutâneo.

Fasceíte necrotizante – esta é uma infecção rara, porém grave, geralmente monobacteriana. O agente mais frequente é o *Streptococcus* beta hemolítico do grupo A, no entanto, um quadro clínico semelhante pode ser causado por *Vibrio vulnificus* ou *Aeromonas hydrophilia*.

Mais frequentemente em pós-operatório, este quadro pode ser causado por uma flora polimicrobiana composta por *Escherichia coli*, *Proteus sp*, *Citrobacter freundii*, *Serratia marcescens* e Enterobacter sp.

O quadro clínico costuma ter evolução rápida com poucos sinais locais. O diagnóstico é confirmado com achados do intraoperatório, no qual o tecido subcutâneo apresenta-se acinzentado e a fáscia do músculo com estrias, edema e friável a manipulação.

Gangrena Gasosa – causada por *Clostridium perfringens*, *Clostridium septicum*, *Clostridium hystoliticum* ou *Clostridium novyi*, o quadro clínico é semelhante a fasceíte necrotizante, podendo ser diferenciado deste pela rotina de Gram do tecido.

O tratamento dessas duas síndromes é feito com desbridamento cirúrgico e antibiótico sistêmico, clindamicina e penicilina.

Síndrome do choque tóxico – é uma infecção causada pela toxina do *S.aureus* que age como superantígeno provocando uma proliferação massiva de linfócitos T e produção de citocinas com IL1 e TNF.

O quadro clínico é de início rápido no pós-operatório, com febre, queda do estado geral, rash cutâneo, que evolui com necrose progressiva da pele podendo surgir lesões bolhosas e áreas de gangrena. A infecção se estende a planos mais profundos podendo envolver fáscia e tecido subcutâneo, sendo semelhante a fasceíte necrotizante.

O tratamento é realizado com antibiótico com atividade anti-estafilocócica e terapia de suporte. O desbridamento deve ser realizado conforme avaliação clínica.

Indicadores de Resultados importantes - Centro Cirúrgico

Cálculos de taxa de incidência

O cálculo deve ser feito por procedimento para fins de notificação. Em serviços com menor volume de procedimentos, as taxas poderão ser calculadas por especialidade para avaliação pela própria unidade.

A CCIH pode calcular taxas de infecção por especialista, mas recomenda-se que a sua divulgação respeite as normas vigentes. Devido às diferenças de risco entre pacientes e procedimentos, a comparação das taxas brutas entre especialistas está sujeita a falhas de interpretação.

Fórmula para o cálculo:

$$\text{Taxa de ISC} = \frac{\text{Nº de ISC em procedimento X} \times 100}{\text{Nº de procedimento X}}$$

Como numerador, devem ser incluídas todas as infecções diagnosticadas no período x 100.

As infecções devem ser computadas na data em que o procedimento correspondente foi realizado. Como denominador devem ser incluídos todos os procedimentos sob análise realizados no período.

A razão é multiplicada por 100 (cem) e é expressa sob a forma percentual.

$$\text{Taxa de ISC} = \frac{\text{nº de ISC em procedimento X} \times 100}{\text{nº de procedimento X}}$$

Ex.: foram realizadas 40 herniorrafias no mês de março de 2018; dentre estas, verificaram-se uma ISC superficial, diagnosticada em 25 março, e uma ISC profunda, diagnosticada dia 3 de abril do mesmo ano. A taxa de ISC do mês de março de 2018 será de: (2 / 40) x 100 = 0,05 x 100 = 5%

Observações Importantes:

*Em caso de procedimentos múltiplos inter-relacionados em datas diferentes do mesmo período e no mesmo paciente (reoperações), a ISC será atribuída ao primeiro procedimento.

*Em caso de múltiplos procedimentos feitos, utilizando o mesmo acesso cirúrgico num mesmo paciente, apenas o procedimento de maior risco de infecção (níveis hierárquicos descendentes de A a D) será computado para efeito de cálculo das taxas de ISC (utilizar quadro 4 para escolha do procedimento). Estas situações serão listadas como procedimentos combinados.

Ex.: - Paciente submetido à colecistectomia e herniorrafia inguinal por videolaparoscopia com uso de tela apresentou infecção de sítio cirúrgico superficial.

Utilizando o quadro 4:

- Abertura de víscera oca: não houve.
- Procedimento de maior duração: herniorrafia.
- Procedimento a ser notificado/ computado: herniorrafia, apresentando ISC-IS.
- Paciente submetido à histerectomia e dermolipectomia utilizando o mesmo acesso.
- Abertura de víscera oca: histerectomia.
- Procedimento a ser notificado/ computado: histerectomia.

**Em caso de múltiplos procedimentos diferentes realizados por acessos cirúrgicos diferentes, serão notificados todos os procedimentos no numerador e no denominador.*

Ex.: Tireoidectomia e herniorrafia incisional no mesmo tempo cirúrgico. Computar os dois procedimentos em separado.

**Em caso de procedimentos iguais (simétricos) realizados por acessos cirúrgicos diferentes num mesmo paciente ou procedimentos bilaterais, será computado um procedimento no numerador e no denominador.*

Ex.: Inserção de prótese de mama bilateralmente. Computar apenas um procedimento.

QUADRO 4 – Hierarquização para procedimentos combinados.

Nível Progressivo de Risco	Característica do Procedimento
A	Abertura de víscera oca ou mucosa
B	Procedimento com maior duração
C	Porte da cirurgia
D	Inserção de prótese

Prevenção De Infecção Cirúrgica

A maioria dos procedimentos cirúrgicos não necessita de antibióticos profiláticos ou no pós-operatório. Entretanto, certos pacientes e fatores relacionados com o procedimento alteram o risco/benefício, favorecendo a utilização profilática.

Os fatores de risco relacionados com o paciente sugerindo indicação de uso de antibióticos são:

- Certos distúrbios cardíacos valvulares
- Imunossupressão

Os procedimentos com risco mais alto envolvem áreas onde a colonização bacteriana é mais provável:

- Boca
- Trato gastrintestinal
- Trato respiratório
- Trato geniturinário

Nos procedimentos denominados limpos (provavelmente estéreis), a profilaxia é benéfica geralmente apenas quando o material protético ou instrumentos são inseridos, ou quando se sabe que as consequências de uma infecção são graves (p. ex., mediastinite após cirurgia de revascularização do miocárdio).

A escolha dos antibióticos segue de acordo com as diretrizes do Surgical Care Improvement Project (SCIP) (Tratamento Perioperatório). Há fortes indícios de que a padronização da escolha dos antibióticos e a adesão aos protocolos SCIP ou a algum outro protocolo padronizado e validado reduzem o risco de infecção cirúrgica.

A escolha do fármaco baseia-se na bactéria que apresenta maior probabilidade de contaminar o ferimento durante um procedimento específico (Esquemas antibióticos para certos procedimentos cirúrgicos). O antibiótico é administrado 1 hora antes da incisão cirúrgica (2 h para vancomicina e fluoroquinolonas).

Pode-se administrar os antibióticos por via intravenosa ou oral, dependendo do procedimento. Para a maioria das cefalosporinas, outra dose é administrada se o procedimento durar > 4 h.

Para os procedimentos não contaminados, não é necessário nenhuma outra dose mas, em outros casos, não está claro se doses adicionais são benéficas. Antibióticos são mantidos por mais de 24 h pós-operatório apenas quando há infecção ativa detectada durante a cirurgia. Dessa forma, os antibióticos são considerados tratamento e não profilaxia.

Os Centers for Disease Control publicaram diretrizes para a prevenção da infecção da ferida cirúrgica abordando medidas antissépticas tópicas e não medicamentosas (p. ex., lavagem, selantes, irrigação, profilaxia das próteses).

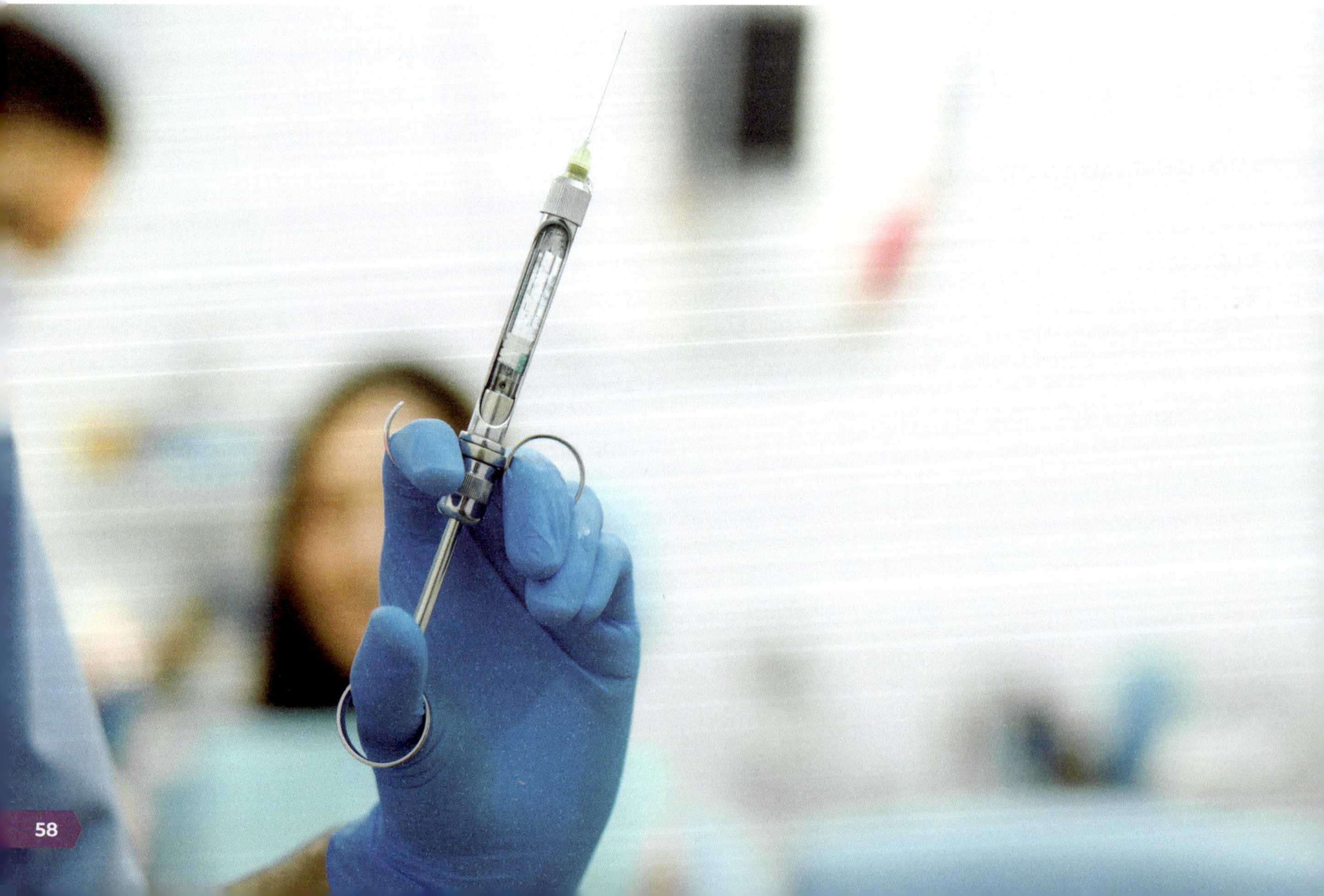

CAPÍTULO 3

Segurança do Paciente Cirúrgico

Iniciando este capítulo é preciso definir inicialmente conceitos cruciais, convenientemente reunidos em um relatório da Organização Mundial da Saúde (OMS, 2009). A segurança do paciente pode ser definida como "a redução do risco de danos desnecessários relacionados com os cuidados de saúde, para um mínimo aceitável". Frente a essa definição, cabe elucidar o que significam os termos "dano" e "desnecessário" no contexto da segurança do paciente.

O termo dano pode significar qualquer lesão física ou psicológica, sofrimento, prejuízo à estrutura ou função do corpo e até mesmo morte. No cuidado de saúde, certas lesões são necessárias, como, por exemplo, a punção venosa para passagem de um cateter. Por outro lado, existem danos preveníveis, inesperados, não intencionais e desnecessários, como, por exemplo, a queda do paciente do leito.

Eventos que levam ou têm a possibilidade de causar danos não intencionais ao paciente são chamados incidentes. Existem diversos tipos de incidentes. Alguns exemplos estão apresentados na tabela a seguir.

TABELA 1: Tipos de incidente – Classificação Internacional de Segurança do Paciente (WHO, 2009)

Tipo de incidente	Exemplos
Administração clínica	Erros na passagem de plantão, transferência de cuidado, identificação do paciente, alta.
Procedimento clínico	Erros em procedimentos e intervenções, diagnósticos, contenção física.
Infecção associada aos cuidados de saúde	Infecções relacionadas à ferida operatória, sondas, cateteres.
Medicação/fluidos EV	Erros na prescrição, na dose administrada, na via de administração, medicamento fora de validade, reação medicamentosa.
Sangue/hemoderivados	Paciente errado, quantidade errada, hemoderivado errado, reação transfusional.
Comportamento (do paciente ou do profissional)	Agressão física ou verbal, imprudência, evasão, falta ao trabalho.
Acidentes do paciente	Quedas, lesões físicas em geral.

Incidentes podem ter diversas causas chamadas fatores contribuintes, que são definidos como "circunstância, ação ou influência (tais como escalas ou distribuição deficiente de tarefas) que pode ter desempenhado um papel na origem ou no desenvolvimento de um incidente, ou ainda aumentar o risco de acontecer".

Incidentes também podem ter consequências para o paciente, definidas como "o impacto sobre um doente que é total ou parcialmente atribuível a um incidente" (WHO, 2009).

Os incidentes podem ser classificados quanto às consequências para o paciente. Situações problemáticas, em que há alto potencial para incidente, porém em que o incidente não ocorre, são chamadas de ocorrências comunicáveis / circunstância notificável. Por exemplo, um desfibrilador que não funciona é levado para uma emergência, porém o aparelho não precisa ser usado.

Situações em que ocorre um incidente, porém ele não chega ao paciente, são chamadas de quase eventos / quase erros / near-miss. Por exemplo, uma bolsa de sangue é conectada ao acesso venoso do paciente errado, mas o erro é detectado antes do sangue ser infundido. Quando o incidente atinge o paciente, mas não há dano, é chamado de incidente sem dano. Por exemplo, a administração de analgésico que não estava prescrito ao paciente. Quando causa danos ao paciente é denominado incidente com dano / evento adverso. Por exemplo, um paciente que sofre queda do leito. (WHO, 2009).

Os danos podem ser classificados quanto à sua gravidade, conforme demonstra a Tabela 2.

TABELA 2: Graus de dano (WHO: World Alliance for Patient Safety, 2009)

Grau de dano	Definição
Nenhum	A consequência no doente é assintomática ou sem efeito detectado e não necessita de tratamento.
Leve	A consequência no doente é sintomática, com sintomas ligeiros, perda de funções ou danos mínimos ou intermédios de curta duração, sem intervenção ou com uma intervenção mínima requerida (por exemplo: observação extra, inquérito, análise ou pequeno tratamento).
Moderado	A consequência no doente é sintomática, requerendo intervenção (por exemplo: procedimento suplementar, terapêutica adicional), um aumento na estadia, ou causa danos permanentes ou a longo prazo, ou perda de funções.
Grave	A consequência no doente é sintomática, requerendo intervenção para salvar a vida ou grande intervenção médico/cirúrgica, encurta a esperança de vida ou causa grandes danos permanentes ou a longo prazo, ou perda de funções.
Morte	No balanço das probabilidades, a morte foi causada ou antecipada a curto prazo, pelo incidente.

Para exemplificarmos esses conceitos, tomemos o modelo de um paciente internado que, ao sair do banheiro, se depara com o chão molhado. Existem algumas possibilidades:

1. Se ninguém corrigir esse risco (piso escorregadio) e o paciente caminhar através dele para o quarto, mas não escorregar, teremos uma circunstância notificável.
2. Caso ele escorregue, mas consiga se segurar em algum apoio, teremos um quase erro, quase falha ou near-miss.
3. Agora, se o paciente de fato cair e se machucar, ocorre um incidente com dano (ou evento adverso).
4. Entretanto, se ele cair e não se machucar, ocorrerá um incidente sem dano. De qualquer forma, o evento deve ser comunicado, visto que, se os fatores contribuintes não forem corrigidos, novos incidentes podem ocorrer, gerando danos a outros pacientes.

Com estes conceitos, é possível entender a definição sucinta de segurança do paciente relativa à redução do risco de incidentes.

Relevância da Segurança do Paciente

Embora a segurança do paciente seja um conceito milenar, já refletida na frase atribuída a Hipócrates, *primum non nocere* ("em primeiro lugar, não causar mal") e no trabalho da enfermeira Florence Nightingale (1820- 1910), esse tema ganhou grande proporção em 2000, com a publicação do livro Errar é humano: construindo um sistema de saúde mais seguro ("To Err is Human: Building a Safer Health System") 2000. O livro trouxe dados sobre o número de mortes ocasionadas por erros médicos, desencadeando uma onda de estudos e artigos acerca da segurança do paciente, bem como iniciativas globais, como o Dia Internacional da Segurança do Paciente, estabelecido pela OMS, que é comemorado em 17 de setembro.

De fato, hoje se sabe que as falhas de segurança do paciente têm enormes custos globais, tanto para o sistema de saúde quanto nas questões financeiras. Em 2013, estimou-se que danos no cuidado de saúde eram a 14ª causa de mortalidade e morbidade no mundo, sendo que dois terços dos eventos adversos ocorriam em países em desenvolvimento; dentre os principais eventos adversos identificados estavam o tromboembolismo venoso, quedas intra-hospitalares e úlceras de pressão (JHA et al., 2013).

Em países em desenvolvimento, é possível que até 83% de todos os eventos adversos poderiam ter sido prevenidos caso medidas de segurança tivessem sido adequadamente tomadas (SLAWOMIRSKI L; AURAAEN A; KLAZINGA N, 2017).

Os custos financeiros dos eventos adversos também são grandes. Em 2000, por exemplo, 6% dos gastos em saúde pública na Bélgica e 2,3% no Reino Unido eram destinados exclusivamente para o tratamento de infecções hospitalares. Esses dados não levam em consideração a redução da produtividade, seja em decorrência de mortes, seja em decorrência de estadias hospitalares prolongadas. Em países em desenvolvimento, esses dados representam desperdício de fundos públicos e privados que poderiam ser mais bem aplicados na atenção à população (SLAWOMIRSKI L et al., 2012).

Metas de Segurança e Gestão de Risco

Em outubro de 2004, a OMS lançou formalmente a World Alliance for Patient Safety (Aliança Mundial para a Segurança do Paciente), por meio da Resolução n° 57 da Assembleia Mundial da Saúde, recomendando aos países maior atenção ao tema segurança do paciente.

Em 2005, a Aliança Mundial para a Segurança do Paciente identificou seis áreas de atuação, com o intuito de desenvolver "Soluções para a Segurança do Paciente", que têm o propósito de promover melhorias específicas em áreas que são problemáticas na assistência.

Na tentativa de garantir a implementação da segurança do paciente, a instituição de acreditação americana Joint Commission International elaborou em 2006 junto à OMS seis metas internacionais de segurança, que devem ser seguidas pelas instituições que pretendem ser acreditadas (JCI, 2011). Desde então, essas metas tornaram-se um padrão a ser seguido internacionalmente por diversas instituições de saúde. As seis metas estão apresentadas na Tabela 3.

TABELA 3: Seis Metas Internacionais de Segurança do Paciente (JCI, 2011).

Meta	Explicação
Identificação correta do paciente	Garantir que o paciente seja corretamente identificado, principalmente antes da realização de procedimentos com algum grau de risco (exemplo: administração de medicação ou hemocomponente, coleta e realização de exames e procedimentos cirúrgicos). **Prevenir o risco:** evitar que procedimentos sejam realizados no paciente errado.
Comunicação efetiva entre os profissionais da saúde	Garantir que as informações sobre um paciente sejam adequadamente comunicadas entre os membros da equipe profissional. **Prevenir o risco:** evitar a fragmentação do cuidado, perdas de informação e passagem de informações equivocadas
Melhorar a segurança na prescrição, no uso e na administração de medicamentos	Garantir que os medicamentos sejam prescritos, administrados pela via correta, na dose certa, para o paciente correto. Prevenir o risco: administração inadequada do medicamento. Observar reações não previstas e agir prontamente.
Cirurgia segura	Utilizar os checklists para garantir que a cirurgia seja feita no paciente, no órgão, região corporal corretos, checando os recursos e procedimentos. Prevenir os riscos: cirurgia em paciente e local errado, perda de instrumental ou gaze dentro da incisão.
Reduzir o risco de infecções associadas ao cuidado de saúde	Instituir a correta higiene das mãos e a esterilização de produtos e materiais. Prevenir risco: contaminações e infecções.
Reduzir o risco de quedas e lesões por pressão	Utilizar recursos estruturais, práticas ambientais e envolver o paciente para reduzir a possibilidade de queda. Aplicar práticas de prevenção de lesão por pressão (exemplo: mudança de decúbito periódica).

A aplicação destas seis metas, bem como qualquer ação de promoção à segurança do paciente, não deve ser um evento isolado, mas deve fazer parte da cultura de toda instituição de saúde, como determina a Resolução nº 2 de 2010 da Anvisa:

> *Art. 4º Para efeito deste regulamento técnico são adotadas as seguintes definições:*
>
> *[...]*
>
> *XII - gerenciamento de risco: aplicação sistemática de políticas de gestão, procedimentos e práticas na análise, avaliação, controle e monitoramento de risco;*
>
> *[...]*
>
> *"Art. 19. O estabelecimento de saúde deve possuir uma sistemática de monitorização e gerenciamento de risco das tecnologias em saúde, visando a redução e minimização da ocorrência dos eventos adversos." (ANVISA, 2010)*

Esta resolução traz o importante conceito de gestão de risco, que é a utilização sistemática dos conceitos de segurança do paciente, composta pela implementação que não estava prescrito, análise dos riscos e incidentes com o objetivo final de evitá-los, de modo que todos os profissionais apliquem as medidas e ações preventivas.

O gerenciamento de risco é aplicação sistêmica e sistemática de procedimentos, condutas e recursos, no monitoramento de riscos e eventos adversos, que afetam a saúde humana, a integridade profissional, a imagem institucional e o meio ambiente (FELDMAN, 2008).

Para contemplar esse requisito nas instituições de saúde de todo o território nacional, o Ministério da Saúde publicou a Portaria nº 529 de 2013, que dispõe sobre a criação do Programa Nacional de Segurança do Paciente (PNSP). A resolução traz que:

> *"Art. 5º Constituem-se estratégias de implementação do PNSP:*
>
> *- elaboração e apoio à implementação de protocolos, guias e manuais de segurança do paciente;*
>
> *- promoção de processos de capacitação de gerentes, profissionais e equipes de saúde em segurança do paciente;*
>
> *- inclusão, nos processos de contratualização e avaliação de serviços, de metas, indicadores e padrões de conformidade relativos à segurança do paciente;*
>
> *- implementação de campanha de comunicação social sobre segurança do paciente, voltada aos profissionais, gestores e usuários de saúde e sociedade;*
>
> *- implementação de sistemática de vigilância e monitoramento de incidentes na assistência à saúde, com garantia de retorno às unidades notificantes;*
>
> *- promoção da cultura de segurança com ênfase no aprendizado e aprimoramento organizacional, engajamento dos profissionais e dos pacientes na prevenção de incidentes, com ênfase em sistemas seguros, evitando-se os processos de responsabilização individual; e*
>
> *- articulação, com o Ministério da Educação e com o Conselho Nacional de Educação, para inclusão do tema segurança do paciente nos currículos dos cursos de formação em saúde de nível técnico, superior e de pós-graduação." (MS, 2013)*

O gerenciamento de risco envolve algumas etapas (HARADA, 2011). A primeira etapa consiste na identificação de fatores de risco e incidentes, o que pressupõe que os profissionais tenham conhecimento do que se caracteriza de fato como incidente. Em seguida, esse fato identificado deve ser notificado, analisado e classificado, podendo inclusive tornar-se um indicador para posterior análise institucional. Estando o incidente ou fator de risco analisado, é possível intervir para reduzi-lo ou eliminá-lo.

Existem diversas ferramentas de qualidade e segurança para avaliar as não conformidades e para intervir nos riscos, algumas das quais trazemos a seguir:

PDCA (plan-do-check,study-act): é uma ferramenta de qualidade baseada em quatro etapas que devem ser aplicadas antes de tomar qualquer medida.

Significa: plan (planejar) - qual é a mudança desejada? **Do (fazer),** aplicar a ação definida. **Check (checar),** examinar os resultados; e **act (agir),** ou seja, responder aos resultados. Este processo é por natureza cíclico, podendo retornar ao planejamento após a etapa agir. (TAYLOR; MCNICHOLAS; NICOLAY; DARZI et al., 2014).

Essa ferramenta pode ser usada para planejar as ações corretivas, tanto para as não conformidades (qualidade) quanto para a minimização dos riscos (segurança) identificadas.

5W3H (significa a sigla what, who, when, why, where, how, how much e how measure) o quê?, quem?, quando?, porque?, aonde?, como?, quanto custa?, como medir?: é uma ferramenta baseada em perguntas que devem ser feitas sobre cada circunstância, diante de uma não conformidade ou de um risco potencial. É usada para detalhar as ações que serão realizadas. Define-se o que será feito, quem fará, quando, por que, onde, como, quanto e como será mensurado (HARADA, 2011).

Diagrama de Ishikawa ou espinha de peixe ou diagrama de causa e efeito. É um diagrama utilizado para compreender os fatores de risco para determinado desfecho, podendo demonstrar também as "causas das causas" de maneira sequencial (ALBRECHT, 2015).

Esse diagrama pode ser mais bem compreendido no gráfico a seguir.

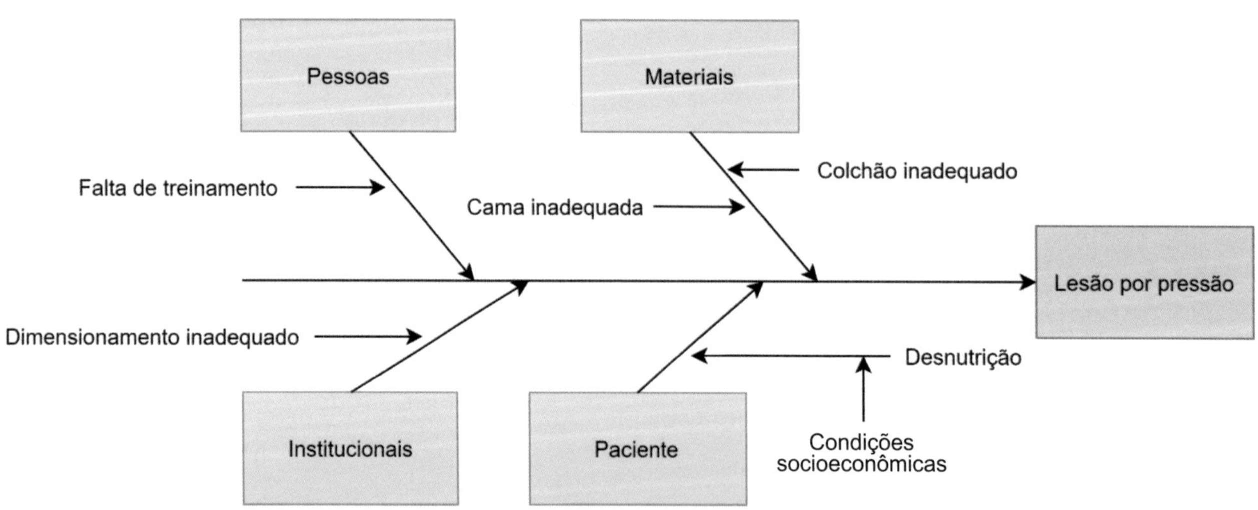

Gráfico 1: Diagrama de Ishikawa (COREN-SP, 2017).

Brainstorming: consiste na elaboração de forma espontânea e coletiva de ideias propostas por um grupo de pessoas com esse objetivo, podendo variar desde a imaginação de novos riscos possíveis à produção de medidas de segurança. Tem como vantagem facilitar a identificação de fatores de risco (SIMSEKLER; GURSES; SMITH; OZONOFF, 2019).

Importância dos indicadores

Reforça-se que a gestão de risco envolve não apenas a adoção de práticas de segurança do paciente, mas a comunicação e o monitoramento dos riscos, o estabelecimento dos princípios e diretrizes políticas conforme indica a ABNT-ISO 31000 de 2018. Esses elementos são importantes, pois o conhecimento das áreas deficientes da atenção à saúde permite atuar de forma direcionada para solução de problemas específicos. Esta análise também é feita através dos indicadores de risco.

A formulação de indicadores é realizada por um conjunto de passos, para assegurar que os princípios da qualidade e da segurança contemplem um sistema de medição do desempenho e consigam atingir o padrão desejado pela organização.

Os passos necessários, neste caso, são:

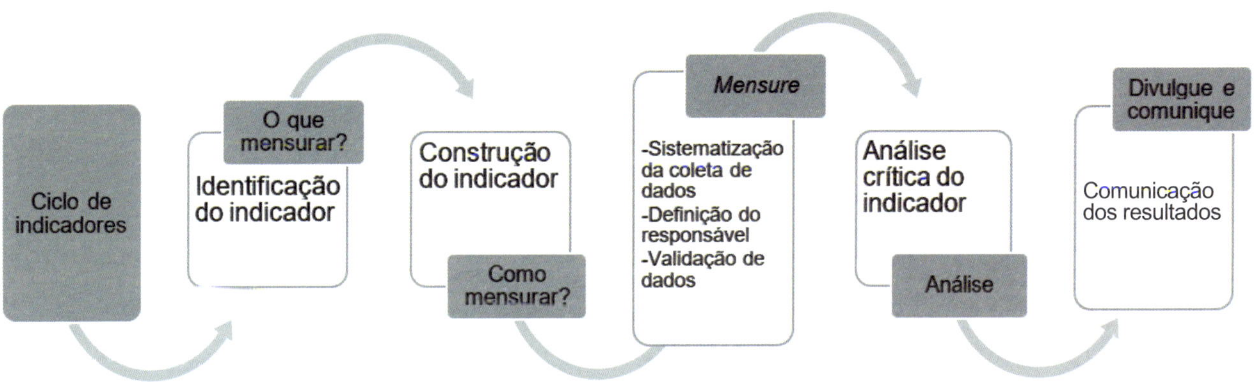

Gráfico 2: Ciclo de Indicadores, ABNT-ISO 31000 de 2018.

Indicadores são definidos como medidas quantitativas que podem ser utilizadas para monitorar e avaliar o desempenho de uma atividade. Indicadores não são medidas diretas de qualidade, mas direcionam a atenção para pontos problemáticos que devem ser examinados com mais cuidado (JCI, 1989). Indicadores de risco são relacionados aos incidentes e eventos adversos em saúde, geralmente representados por incidências (embora cada indicador possua uma fórmula própria):

$$Incidência = \frac{Número\ de\ incidentes}{Número\ de\ pacientes\ expostos\ ao\ risco} x100ou1.000$$

Diversos indicadores foram elaborados e têm sido usados durante anos por diversos tipos de empresas. Na saúde não é diferente. Para cada incidente possível existe um indicador relacionado. Assim, cada instituição conta com sua própria lista de indicadores adaptada para sua realidade única. Indicadores podem ser divididos em assistenciais e gerenciais (CQH, 2012). Esses indicadores são apresentados na tabela a seguir.

TABELA 4: Tipos de indicadores (CQH, 2012)

Tipos de indicadores	Indicadores
Indicadores gerenciais de enfermagem	Horas de assistência de enfermagem (unidades de internação)
	Horas de enfermeiro (unidades de internação)
	Horas de técnicos/auxiliares de enfermagem (unidades de internação)
	Horas de assistência de enfermagem em unidades de terapia intensiva
	Horas de enfermeiros em UTIs
	Horas de técnicos e auxiliares de enfermagem em UTIs
	Índice de treinamento de profissionais de enfermagem
	Taxa de absenteísmo de profissionais de enfermagem
	Taxa de rotatividade de profissionais de enfermagem (turn over)
	Taxa de acidente de trabalho de profissionais de enfermagem
Indicadores assistenciais	Incidência de extubação não planejada de cânula endotraqueal
	Incidência de saída não planejada de sonda oro/nasogastroenteral para aporte nutricional
	Incidência de úlcera por pressão - Unidade de Internação Adulto
	Incidência de úlcera por pressão - Unidade de Terapia Intensiva UTI) Adulto
	Incidência de lesão de pele
	Incidência de erro de medicação
	Incidência de quase falha relacionada ao processo de administração de medicação
	Incidência de flebite
	Incidência de extravasamento de contraste
	Incidência de extravasamento de droga antineoplásica em pacientes em atendimento
	Ambulatorial
	Incidência de extravasamento de droga antineoplásica em pacientes internados.

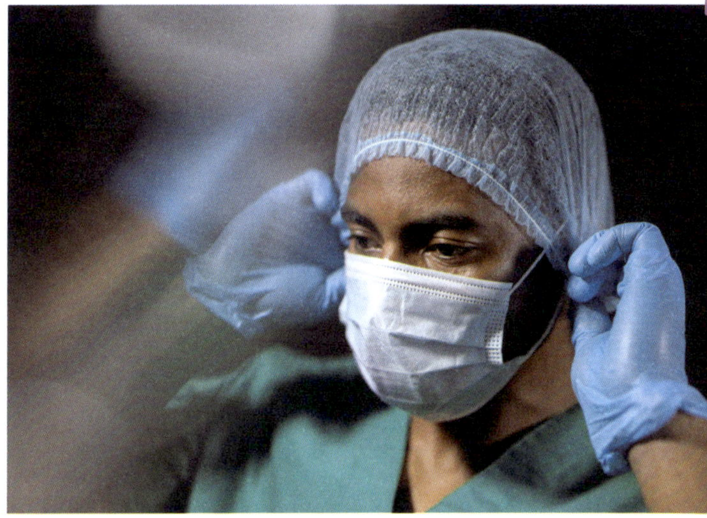

Indicadores têm grande importância na gestão de risco, permitindo reduzir incidentes, oferecer melhor cuidado ao paciente, fortalecer a confiança dos clientes na instituição, reduzir custos e desenvolver profissionalmente a equipe (KURCGANT, 2006).

Destaca-se, porém, que indicadores não agem sozinhos. Devem compor um conjunto estatístico de dados que forme um sistema de informação capaz de oferecer o status da questão mensurada (MALIK; SCHIESARI, 1998). Destaca-se, também, que indicadores só se tornam úteis quando existe um plano de ação que os utilize para trazer melhorias práticas.

Trabalho em Equipe e Cultura de Segurança

Importância do trabalho em equipe na gestão de risco

É inegável que a enfermagem tenha um papel essencial na segurança do paciente, sendo o grupo em posição ideal para liderar a gestão de risco devido à sua proximidade no cuidado ao paciente e papel central na assistência (RICHARDSON, 2010).

De fato, os profissionais da enfermagem têm a capacidade de reduzir a ocorrência de incidentes e eventos adversos por introduzir os requisitos de qualidade nos serviços; monitorar a conformidade de acordo com a padronização; gerenciar as melhorias no ambiente de trabalho e promover a segurança no cuidado ao paciente (ALFREDSDOTTIR; BJORNSDOTTIR, 2008).

Por ser o prestador final da assistência, a enfermagem é a última barreira contra os incidentes de saúde. É importante, porém, que a equipe de enfermagem seja diversificada em suas atribuições. Segundo estudo inglês, tanto equipes com excesso de enfermeiros quanto equipes com excesso de auxiliares de enfermagem estão relacionadas com aumento da mortalidade de pacientes (GRIFFI- THS et al., 2019).

Além disso, um relatório do Institute of Medicine (IOM) encontrou evidências de que à medida que a equipe de enfermagem aumenta, a qualidade do atendimento ao paciente melhora, pois os enfermeiros têm mais tempo para monitorar os pacientes e detectar mais rapidamente mudanças em suas condições. Um estudo realizado em dois hospitais americanos revelou que os enfermeiros interceptaram 86% dos erros de medicação antes que atingissem o paciente (IOM, 2004).

Assim, podemos concluir que cada profissional tem uma atribuição e importância única na segurança do paciente, desde que seguida a Lei do Exercício Profissional (Lei nº 7.498/86).

Compete ao enfermeiro a coleta dos incidentes, eventos adversos, near misses[1] e near events[2], por meio de planilhas para transformá-los

1 Eventos de complicações graves, de quase morte.
2 Eventos adversos ou erros que quase ocorreram.

em indicadores, realizando posteriormente a análise crítica dos dados.

Ressaltamos, porém, que os técnicos e auxiliares de enfermagem devem ter conhecimento acerca deste processo, pois desta forma poderão notificar corretamente incidentes, bem como colaborar para a diminuição dos riscos em sua prática profissional. A participação dos técnicos e auxiliares é importante, porque eles vivenciam de perto o cuidado ministrado ao paciente e podem, também, contribuir para a elaboração do plano de ação.

Indicadores de saúde não são propriedade exclusiva da enfermagem, pertencem a todos os profissionais de saúde que atuam na assistência e tratamento do paciente, bem como às famílias e aos próprios pacientes. A transparência das ações tomadas e os avanços alcançados para atingir as metas definidas em cada indicador aumentam a credibilidade e fidelização dos usuários. A gestão à vista tende a mostrar a evolução e desempenho da instituição. Neste contexto, a gestão de risco deve ser compartilhada por todos os agentes envolvidos, de maneira que se sintam participantes das conquistas.

Cultura de segurança e cultura não punitiva

A Cultura de Segurança do Paciente (CSP) é considerada um importante componente estrutural dos serviços, pois favorece a implantação de práticas seguras e a diminuição de incidentes.

O termo cultura de segurança foi utilizado inicialmente pela International Atomic Energy Agency (Iaea), quando publicou o Safety Culture: a Report by International Nuclear Safety Advisory Group (Insag, 1991). No âmbito da saúde, a CSP foi definida pela Agency for Healthcare Research and Quality (AHRQ) como o produto de valores, atitudes, percepções, competências e padrões de comportamento de grupos e de indivíduos. Isto determina o compromisso, estilo e proficiência no manejo dos riscos em saúde de uma organização (NIEVA; SORRA, 2003).

Avaliar a cultura de segurança é importante para medir as condições organizacionais que levam a possíveis danos ao paciente nos serviços de saúde. Esse tipo de avaliação tem várias utilidades: diagnosticar o nível de cultura de segurança, identificar possíveis riscos que podem culminar no dano, fazer benchmarking interno e externo, avaliar a evolução das intervenções de SP e acompanhar a maturidade da cultura com o tempo, bem como estimular mais a notificação de incidentes (NIEVA; SORRA, 2003).

Nota-se que gerenciamento de risco não deve ser pautado por atitudes isoladas, tomadas apenas em respostas a eventos adversos. Ele deve ser uma atitude sistemática de todas as áreas de uma instituição de saúde, realizada por todos os profissionais e trabalhadores. Instituições com cultura de segurança são percebidas pela confiança mútua, valorização da atenção aos riscos, certeza da importância de medidas preventivas e proativas (HALLIGAN; ZECEVIC, 2011).

Algumas dimensões da cultura de segurança mais citadas pela literatura incluem:

- Comunicação baseada em confiança
- Abordagem não punitiva à comunicação de eventos adversos
- Trabalho em equipe
- Crença compartilhada na importância da segurança
- Aprendizado organizacional

A abordagem não punitiva também pode ser chamada de cultura não punitiva. Isso é de extrema importância, visto que a gestão de risco depende da comunicação de incidentes e eventos adversos, e consequentemente a tomada de decisões, ações e a gestão dos indicadores.

Em instituição em que os colaboradores acreditam que todos os incidentes, estando ou não envolvidos, vão gerar punição, é natural que ele não comunique o incidente (FEESER; JACKSON; SAVAGE; LAYNG et al., 2021).

Neste caso, a manutenção do segredo poderá ser visto como uma forma de autodefesa. Nesta situação, os indicadores não serão fidedignos, e a reação de correção na instituição estará prejudicada. Os processos problemáticos ou as fragilidades assistenciais não serão identificadas e nenhuma ação poderá ser tomada para corrigi-los. Assim, infelizmente aos olhos da gestão, tudo parece estar correndo bem. Um equívoco!

A solução para este comportamento está na abordagem não punitiva, ou seja, quando gestores não apontam a culpabilização do indivíduo, mas se atentam às falhas sistemáticas (FEESER; JACKSON; SAVAGE; LAYNG et al., 2021).

Assim, no caso em que uma bolsa de sangue é infundida no paciente errado, pode haver culpabilização direta do profissional. Por exemplo: profissional não checou corretamente a identificação do paciente. Pode haver também riscos e erros sistemáticos. Por exemplo: não existe protocolo de dupla checagem na instituição. Sabe-se que ao aumentar a quantidade de eventos adversos reportados melhora a prevenção e a proatividade da instituição.

A cultura de segurança não deve ser vista como um elemento abstrato, mas como algo passível de análise objetiva. Indicadores de queda, lesão por pressão, entre outros, foram desenvolvidos com o intuito de avaliar, também, a maturidade da cultura da instituição, geralmente através de questionários sobre a percepção dos colaboradores. Tais indicadores estão diretamente relacionados com a melhoria da segurança do paciente. Por exemplo, uma cultura de segurança mais forte, determinada por indicadores objetivos, se correlaciona com redução na incidência de erros com medicamentos, infecções nos cuidados assistenciais, procedimentos em pacientes trocados (BROWN; WOLOSIN, 2013).

Identificação Correta do Paciente

A garantia da identificação correta do paciente é um desafio em todos os serviços de saúde em âmbito internacional. As falhas na identificação correta do paciente ocorrem ou podem ocorrer em praticamente todos as fases de diagnóstico e tratamento do paciente e em vários setores da área da saúde.

A identificação correta possui como objetivo identificar com segurança a pessoa a quem o procedimento ou o tratamento se destina. A identificação incorreta de um paciente pode resultar em eventos adversos tais como erros de medicação, erros de infusão de hemoderivados, realização de procedimentos e/ou cirurgias em pessoas erradas ou alta de bebês para famílias erradas. As intervenções e estratégias disponíveis para a Identificação Correta do paciente podem reduzir significativamente os riscos destes tipos de eventos. (JCI, 2019; ABDELLATIF, Ahmed et al 2007).

A identificação incorreta do paciente foi descrita como a principal causa raiz de diversos eventos adversos na área da saúde. Não foi ao acaso que a Joint Commission International (JCI), junto à Organização Mundial da Saúde (OMS), elencou como primeira meta de segurança a melhoria da precisão da identificação do paciente em 2006, e esta continua a ser um requisito para a acreditação hospitalar. (ABDELLATIF et al 2007)

As pulseiras de identificação dos pacientes são as formas mais comumente utilizadas para o alcance desta meta de segurança. Questões como a falta de pulseiras ou informações incorretas limitam a eficácia desse processo.

Os identificadores recomendáveis podem ser o nome completo do indivíduo, um número de identificação (exemplo: data de nascimento da pessoa) ou outro identificador específico da pessoa (exemplo: nome da mãe), sendo utilizado no mínimo dois identificadores. Há de se evidenciar que existem tecnologias mais recentes que melhoram a identificação do paciente, como, por exemplo, o uso de código de barras ou de sistema biométrico. (JCI, 2019; ABDELLATIF et al 2007).

Dentre formas inovadoras e seguras de garantir a identificação correta do paciente, estudo que objetivou implementar um sistema biométrico na área de oncologia em um hospital na Califórnia utilizou uma tecnologia de varredura de veias das palmas das mãos do paciente de forma a garantir a entrega do tratamento correto ao paciente correto. (BASAVATIA et al 2016)

Por ser às vezes subnotificado, de forma que os profissionais de saúde nem sempre estão cientes de algum incidente relacionado a esta meta, a identificação do paciente ou sua respectiva falta podem ser ainda problemas subestimados (JCI, 2019). Observa-se também que a frequência de erros de identificação do paciente é superior em centros cirúrgicos e setores de emergência, locais onde a tomada de decisão pela equipe clínica deve ser rápida e os resultados por essa falha faz-se muitas vezes crítico (JCI, 2019). É muito importante estabelecer pelo menos dois identificadores do paciente ao realizar a sua assistência. A seguir, o quadro com as melhores práticas na identificação do paciente.

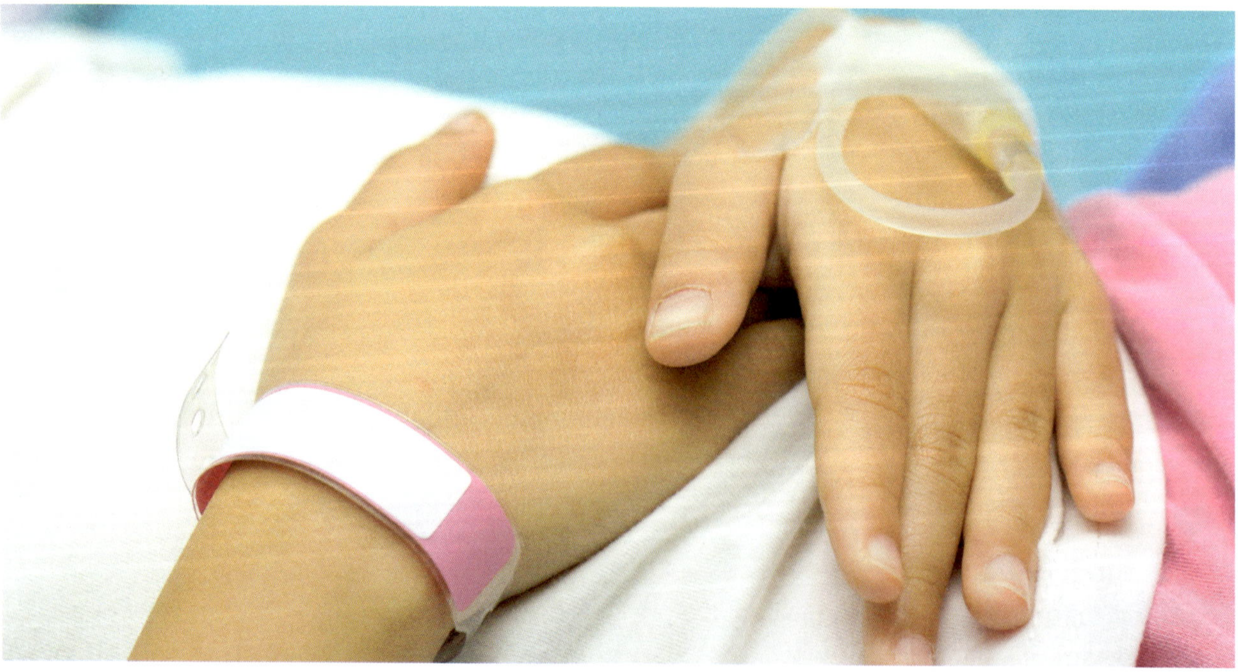

QUADRO 1. Práticas Eficazes Para o Alcance da Segurança do Paciente.

	Boas práticas	Atenção
1.	Usar pelo menos dois identificadores do paciente ao administrar medicamentos, sangue e hemoderivados, ao coletar amostras de sangue e outras amostras para testes laboratoriais; e ao fornecer tratamentos ou procedimentos.	O número do quarto do paciente ou localização física não deve ser usado como um identificador.
2.	Rotular os recipientes usados para coleta de sangue e outras amostras na presença do paciente.	Solicitar que o paciente confira seus dados na identificação.
3.	Antes de iniciar a transfusão de sangue ou hemocomponente: Confira os dados da bolsa de hemocomponente com a prescrição médica, o sangue ou hemocomponente com o pedido médico; Use um processo de verificação de dois profissionais (dupla checagem) ou um processo de verificação de uma pessoa acompanhado por tecnologia de identificação automatizada, como código de barras, para conferir a identificação correta do paciente.	A infusão de hemocomponentes é de competência do enfermeiro, sendo assim, ele deve conduzir a dupla checagem.
4.	Aos pacientes recém-nascidos (RN): Usar métodos distintos de identificação aos pacientes. Os sistemas de nomenclatura distintos podem incluir o uso do nome e sobrenome da mãe e o sexo do recém-nascido. Exemplo: Silva, Juliana (menina). Usar dois locais do corpo e/ou código de barras para identificação. Estabelecer ferramentas de comunicação entre a equipe (Exemplo: alertando visualmente a equipe com sinalização que evidencie recém-nascidos com nomes semelhantes).	Adotar método de identificação de RN gemelares.

Fonte: Adaptado The Joint Commission, 2019.

Entre os desafios para o alcance da identificação correta do paciente, encontra-se o rotativo número de membros da equipe que realizam a assistência ao paciente, que acarreta o aumento da probabilidade de ocorrência de problemas de comunicação e do alcance da Segurança do Paciente e de identificação correta do paciente. Além disso, a multiplicidade de profissionais de saúde faz com que o cuidado seja realizado de forma fragmentada (VILLAR, 2020; ABDELLATIF et al 2007). Um artigo que investigou as dificuldades para implantação das estratégias de segurança do paciente na perspectiva de enfermeiros gestores de hospitais universitários apresentou como resultado que o inadequado dimensionamento pessoal da equipe de enfermagem é um obstáculo no alcance das metas de segurança do paciente e uma barreira à realização do cuidado seguro e qualificado.

Outro ponto importante a ser ressaltado foi a falta de apoio da alta gestão no alcance destas metas com implementação de ações concretas. Por fim, o pouco entendimento ou conscientização dos profissionais de enfermagem que atuam diretamente na assistência é refletido pela baixa adesão às metas de segurança por eles (REIS, 2019). O estudo em questão não trouxe à tona nenhuma meta específica, mas descreveu a dificuldade no alcance de todas as metas.

Ainda nesta perspectiva, estudo que teve como objetivo analisar a experiência do paciente durante a internação hospitalar, com foco na coprodução de cuidados relacionados aos protocolos de segurança do paciente, evidenciou que esses protocolos retrataram o papel dos pacientes-famílias como coprodutores do cuidado seguro. Observou-se que a identificação do paciente, assim como a higienização de mãos e medicação segura, dependeram do comportamento proativo de pacientes-famílias, pois não foi estimulada pelos profissionais. (COSTA et al. 2020).

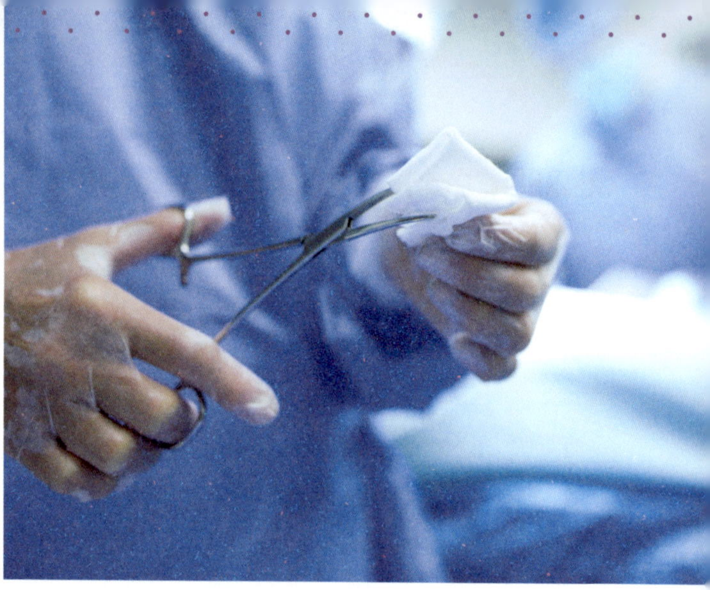

E, para corroborar essa perspectiva, revisão de literatura que caracterizou a percepção dos pacientes frente a incidentes e eventos adversos elencou dentre as suas categorias de análise a percepção do paciente quanto aos fatores contribuintes para o cuidado inseguro, do qual emergiram problemas relacionados à identificação do paciente, comunicação e higienização das mãos.

Os pacientes foram capazes de identificar incidentes e eventos adversos relacionados à prática insegura e os problemas com a identificação do paciente estiveram presentes em seis trabalhos. Dentre eles, destaca-se um estudo mexicano que mostrou que quatro pacientes (3,1%) foram confundidos com outros.

Há ainda um outro estudo suíço que relatou que os pacientes foram confundidos com outros, tendo sido chamados pelo nome errado e recebido cuidados que não se destinavam a eles. (VILLAR, 2020)

Um estudo realizado sobre a avaliação do risco de erro de identificação teve como objetivo determinar a frequência de nomes e registros hospitalares de pacientes e o risco de erro na identificação decorrente da similaridade de grafia e pronúncia. Como resultado obtido, quanto à grafia idêntica, 86% decorreram no sobrenome e 96,5% de similaridade do som no primeiro nome. Com relação ao risco, houve, ao menos um dia na semana, pacientes com o primeiro nome e sobrenome idênticos, ratificando a importância da conferência da identificação correta da paciente. (TASE, QUADRADO, TROCHIN, 2018)

Independentemente da tecnologia ou abordagem utilizada para identificar os pacientes com precisão, o planejamento cuidadoso dos processos de atendimento garantirá a identificação adequada antes de qualquer intervenção e fornecerá um atendimento mais seguro com significativamente menos erros (VILLAR, 2020; ABDELLATIF et al 2007). O envolvimento dos familiares, dos pacientes e da alta gestão das instituições no alcance da Segurança do Paciente é imprescindível para assegurar o cuidado qualificado que tem o seu início na Identificação do Paciente.

Cirurgia Segura

A Organização Mundial da Saúde (OMS) estima que, por ano, 234 milhões de cirurgias são realizadas. Isso significa que uma a cada 25 pessoas serão submetidas a uma operação. Os procedimentos cirúrgicos possuem a intenção de salvar vidas, porém, a falha de segurança nos processos de assistência cirúrgica pode causar diversos danos aos pacientes (OMS, 2008).

Nos países desenvolvidos, cerca de 50% dos eventos adversos (em pacientes hospitalizados) estão relacionados à assistência cirúrgica (OMS, 2008). Complicações cirúrgicas significativas são relatadas em até 16% dos procedimentos cirúrgicos em pacientes internados, assim como taxa de mortalidade após cirurgias mais extensas: entre 0,5% a 5%; e taxas de incapacidade permanente ou morte em aproximadamente 0,6%. (BOHOMOL, 2013).

Os eventos adversos associados aos procedimentos cirúrgicos merecem atenção especial, pois podem ser evitados em cerca de 43% deles. Os eventos adversos podem aumentar o tempo de permanência no hospital, o risco de óbito e elevar o custo da internação (BOHOMOL, 2013).

QUADRO 3. Principais eventos adversos em intervenções cirúrgicas notificadas (ANVISA, 2019).

PRINCIPAIS EVENTOS ADVERSOS
Retenção não intencional de corpo estranho após a cirurgia
Infecções do sítio cirúrgico
Lesão por pressão (por posicionamento cirúrgico e tempo cirúrgico prolongado)
Realização de procedimentos em lado errado do corpo
Realização de procedimento cirúrgico no paciente errado
Posicionamento cirúrgico inadequado
Problemas no ato anestésico
Administração incorreta de medicamentos
Óbito ou lesão de paciente associado a queimadura durante assistência
Óbito intraoperatório ou imediatamente após em paciente ASA I

É fundamental para uma cirurgia segura que o cuidado seja centrado na pessoa e que o paciente e seu familiar possam participar da tomada de decisão e tenham ciência do procedimento, possíveis resultados e seus riscos.

O sucesso do tratamento cirúrgico depende da assistência prestada de maneira integral, individualizada e de qualidade em todos os momentos do período perioperatório, a fim de propiciar ao paciente uma recuperação eficaz e rápida. A qualidade e a segurança do paciente no centro cirúrgico são de responsabilidade de todos os profissionais na prevenção da ocorrência de eventos adversos.

Um bom desempenho de um centro cirúrgico está diretamente correlacionado a qualidade de seus processos e dos setores e serviços que o apoiam, como unidades de internação, gerenciamento de leitos, engenharia clínica, tecnologia da informação, manutenção, CME (Central de Materiais Estéreis ou Central de Material Esterilizado), SCIH (Serviço de Controle de Infecção Hospitalar), serviço de higienização e outros.

Cirurgias Seguras Salvam Vidas

A Organização Mundial da Saúde lançou em 2008 o Segundo Desafio Global para Segurança do Paciente, através do programa "Cirurgias Seguras Salvam Vidas", com o objetivo principal de promover a melhoria da segurança cirúrgica e reduzir a taxa de mortalidade e complicações, o qual preconizou quatro grupos de trabalho para a assistência cirúrgica segura. (OMS, 2008)

- Prevenção de infecção de sítio cirúrgico
- Segurança em anestesia
- Melhoria do trabalho em equipe
- Mensuração do cuidado através de indicadores

No quadro a seguir, estão descritos os 10 (dez) objetivos essenciais propostos pelos grupos de trabalho para as equipes cirúrgicas para a assistência segura:

QUADRO 2. Objetivos para a segurança cirúrgica

Dez objetivos para a segurança cirúrgica	
Objetivo 1	Paciente certo e o sítio cirúrgico certo
Objetivo 2	Impedir danos na administração de anestésicos e proteger o paciente da dor
Objetivo 3	Reconhecer perda de via aérea ou de função respiratória que ameacem a vida
Objetivo 4	A equipe se mantém preparada para o risco de grandes perdas sanguíneas
Objetivo 5	Evitar reação adversa ou reação alérgica sabidamente de risco ao paciente
Objetivo 6	Possuir métodos para minimizar o risco de infecção do sítio cirúrgico
Objetivo 7	Impedir a retenção de compressas ou instrumentos nas feridas cirúrgicas
Objetivo 8	Identificar precisamente todos os espécimes cirúrgicos
Objetivo 9	Manter a comunicação efetiva para a condução segura da operação
Objetivo 10	Manter vigilância de rotina sobre a capacidade, volume e resultados cirúrgicos

Fonte: The Second Global Patient Safety Challenge: Safe Surgery Saves Lives/OMS

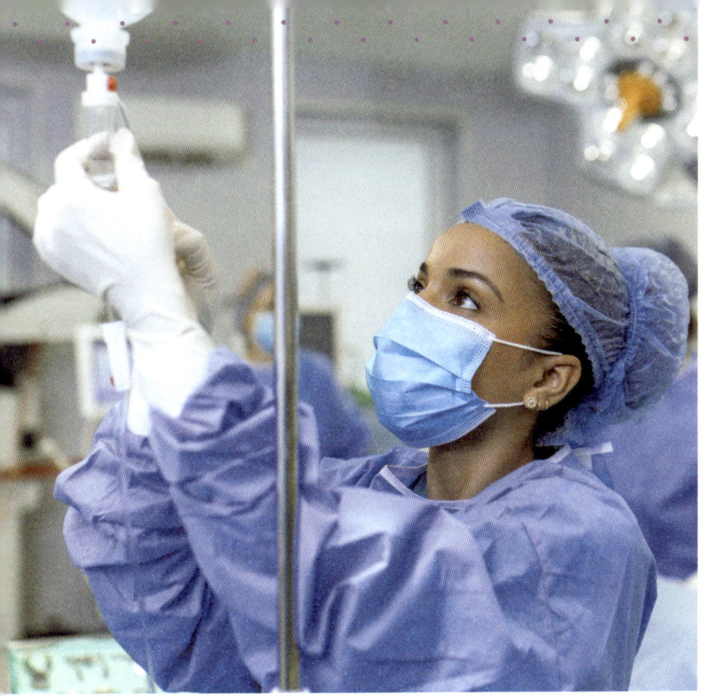

Recomenda-se instituir apenas um coordenador que em cada fase confirmará se a equipe cumpriu a etapa antes de proceder para a próxima. O coordenador designado geralmente é um enfermeiro, mas pode ser qualquer profissional de saúde treinado que compõe a equipe cirúrgica (OMS, 2009; COFEN, 2011).

A estrutura estabelecida para a assistência transoperatória segura em hospitais está dividida em etapas, sendo:

- Antes da indução anestésica (Sign in);
- Antes da incisão cirúrgica (Time Out);
- Antes de o paciente sair da sala de operações (Sign out)

Cada etapa possui itens que devem ser verificados e confirmados verbalmente com os membros da equipe em tom de voz alto, para garantir a execução das principais ações (OMS,2009).

Antes da indução anestésica: tem o objetivo de confirmar a identidade do paciente e informações necessárias para a realização do procedimento correto no sítio cirúrgico correto.

Revisa alergias, dificuldades respiratórias, risco de aspiração e perdas sanguíneas significativas. (Inclui-se uma verificação dos equipamentos e das providências planejadas para casos de emergências).

Antes da incisão cirúrgica: Possui o objetivo de confirmar informações básicas do paciente e procedimento, conferindo a esterilização adequada, a realização da antibioticoterapia profilática e a disponibilidade de exames essenciais para a consulta.

Antes de o paciente sair da sala de operações: antes da saída do paciente do centro cirúrgico, é a hora de confirmar a contagem de agulhas, instrumentos e gazes cirúrgicas de acordo com a contagem inicial.

Esses padrões de segurança foram convertidos em itens a serem operacionalizados por meio do uso da intitulada Lista de Verificação de Segurança Cirúrgica (OMS). A lista de verificação, também conhecida como check list, é uma ferramenta para assegurar que elementos de segurança sejam incorporados dentro da rotina da sala de operações, de forma simples, com ampla aplicabilidade e possibilidade de mensuração (OMS, 2008).

A fim de endossar a iniciativa global da OMS, o Brasil, por meio do Ministério da Saúde, lançou em 2013 o Protocolo para Cirurgia Segura a ser implementado pelos serviços de saúde como parte do Programa Nacional de Segurança do Paciente, recomendando a Lista de Verificação de Segurança Cirúrgica OMS. (PNSP). (BRASIL, 2018).

Lista de Verificação de Segurança Cirúrgica OMS

A Lista de Verificação visa que as equipes sigam de maneira consistente as etapas críticas de segurança, minimizando os riscos evitáveis mais comuns, elevando a taxa de bons resultados para os pacientes e evitando o ônus indevido no sistema e nos prestadores.

FIGURA 5: **Lista de Verificação de Segurança Cirúrgica**

Organização Pan-Americana da Saúde · ANVISA Agência Nacional de Vigilância Sanitária · Ministério da Saúde · BRASIL

LISTA DE VERIFICAÇÃO DE SEGURANÇA CIRÚRGICA (PRIMEIRA EDIÇÃO)

Antes da indução anestésica ▸▸▸▸▸▸▸▸▸▸ **Antes da incisão cirúrgica** ▸▸▸▸▸▸▸▸▸▸▸▸ **Antes de o paciente sair da sala de operações**

IDENTIFICAÇÃO

- ☐ PACIENTE CONFIRMOU
  - IDENTIDADE
  - SÍTIO CIRÚRGICO
  - PROCEDIMENTO
  - CONSENTIMENTO
- ☐ SÍTIO DEMARCADO/NÃO SE APLICA
- ☐ VERIFICAÇÃO DE SEGURANÇA ANESTÉSICA CONCLUÍDA
- ☐ OXÍMETRO DE PULSO NO PACIENTE E EM FUNCIONAMENTO

O PACIENTE POSSUI:

ALERGIA CONHECIDA?
- ☐ NÃO
- ☐ SIM

VIA AÉREA DIFÍCIL/RISCO DE ASPIRAÇÃO?
- ☐ NÃO
- ☐ SIM, E EQUIPAMENTO/ASSISTÊNCIA DISPONÍVEIS

RISCO DE PERDA SANGUÍNEA > 500 ML (7 ML/KG EM CRIANÇAS)?
- ☐ NÃO
- ☐ SIM, E ACESSO ENDOVENOSO ADEQUADO E PLANEJAMENTO PARA FLUIDOS

CONFIRMAÇÃO

- ☐ CONFIRMAR QUE TODOS OS MEMBROS DA EQUIPE SE APRESENTARAM PELO NOME E FUNÇÃO
- ☐ CIRURGIÃO, ANESTESIOLOGISTA E A EQUIPE DE ENFERMAGEM CONFIRMAM VERBALMENTE:
  - IDENTIFICAÇÃO DO PACIENTE
  - SÍTIO CIRÚRGICO
  - PROCEDIMENTO

EVENTOS CRÍTICOS PREVISTOS
- ☐ REVISÃO DO CIRURGIÃO: QUAIS SÃO AS ETAPAS CRÍTICAS OU INESPERADAS, DURAÇÃO DA OPERAÇÃO, PERDA SANGUÍNEA PREVISTA?
- ☐ REVISÃO DA EQUIPE DE ANESTESIOLOGIA: HÁ ALGUMA PREOCUPAÇÃO ESPECÍFICA EM RELAÇÃO AO PACIENTE?
- ☐ REVISÃO DA EQUIPE DE ENFERMAGEM: OS MATERIAIS NECESSÁRIOS (EX. INSTRUMENTAIS, PRÓTESES) ESTÃO PRESENTES E DENTRO DO PRAZO DE ESTERILIZAÇÃO? (INCLUINDO RESULTADOS DO INDICADOR)? HÁ QUESTÕES RELACIONADAS A EQUIPAMENTOS OU QUAISQUER PREOCUPAÇÕES?

A PROFILAXIA ANTIMICROBIANA FOI REALIZADA NOS ÚLTIMOS 60 MINUTOS?
- ☐ SIM
- ☐ NÃO SE APLICA

AS IMAGENS ESSENCIAIS ESTÃO DISPONÍVEIS?
- ☐ SIM
- ☐ NÃO SE APLICA

REGISTRO

O PROFISSIONAL DA EQUIPE DE ENFERMAGEM OU DA EQUIPE MÉDICA CONFIRMA VERBALMENTE COM A EQUIPE:

- ☐ REGISTRO COMPLETO DO PROCEDIMENTO INTRA-OPERATÓRIO, INCLUINDO PROCEDIMENTO EXECUTADO
- ☐ SE AS CONTAGENS DE INSTRUMENTAIS CIRÚRGICOS, COMPRESSAS E AGULHAS ESTÃO CORRETAS (OU NÃO SE APLICAM)
- ☐ COMO A AMOSTRA PARA ANATOMIA PATOLÓGICA ESTÁ IDENTIFICADA (INCLUINDO O NOME DO PACIENTE)
- ☐ SE HÁ ALGUM PROBLEMA COM EQUIPAMENTO PARA SER RESOLVIDO
- ☐ O CIRURGIÃO, O ANESTESIOLOGISTA E A EQUIPE DE ENFERMAGEM REVISAM PREOCUPAÇÕES ESSENCIAIS PARA A RECUPERAÇÃO E O MANEJO DO PACIENTE (ESPECIFICAR CRITÉRIOS MÍNIMOS A SEREM OBSERVADOS. EX: DOR)

____
Assinatura

LISTA DE VERIFICAÇÃO NÃO TEM A INTENÇÃO DE SER ABRANGENTE. ACRÉSCIMOS E MODIFICAÇÕES PARA ADAPTAÇÃO À PRÁTICA LOCAL SÃO RECOMENDADOS.

Fonte: ANVISA, 2008

Lesões decorrentes do posicionamento cirúrgico

Outro ponto importante a ser destacado é o evento adverso decorrente de lesão pelo posicionamento cirúrgico, sendo os locais de maior ocorrência a região sacral e calcâneos (Buso, 2021)

O risco pode ser avaliado com utilização da Escala de Avaliação de Risco para Desenvolvimento de Lesões Decorrentes do Posicionamento Cirúrgico (ELPO). Essa ferramenta avalia a posição cirúrgica, o tipo de anestesia, o tempo cirúrgico, o tipo de superfície, posicionamento dos membros e as comorbidades/características do paciente. O resultado do escore final, que varia de 7 a 35 pontos (quanto maior o escore, maior o risco de o paciente desenvolver lesões), apoia a tomada de decisão do enfermeiro com relação às ações de prevenção. (Moraes, 2014)

Cinco passos para uma sala de recuperação pós-anestésica segura

Em 2021 a Sociedade Brasileira de Enfermeiros de Centro Cirúrgico (Sobecc) iniciou uma campanha "Cinco passos para uma SRPA (Sala de Recuperação Pós-Anestésica) Segura". (SO- BECC, 2021):

1. Transporte seguro
2. Admissão segura do paciente
3. Manutenção da integridade e segurança durante a permanência na SRPA
4. Registro de todas as ações realizadas na SRPA
5. Alta segura.

Orientações para prevenção e controle de infecções pelo novo coronavírus (SARS-COV2) em procedimentos cirúrgicos (na época da pandemia de Covid-19)

Na Nota Técnica 06/2020, a Anvisa orienta sobre a prevenção e controle das infecções pelo novo corona vírus em procedimentos cirúrgicos. Nessa nota é destacada a importância de implementar ações de prevenção e controle de acordo com cada realidade local. Abaixo algumas importantes recomendações para prática segura:

- Realizar revisão da programação cirúrgica levando em consideração os riscos, prioridades e recursos, com objetivo de minimizar, adiar ou cancelar cirurgias eletivas não essenciais, endoscopias e outros procedimentos analisando a curva epidemiológica e a estabilidade de casos.
- Para composição da equipe recomenda-se apenas o número de profissionais essenciais na sala operatória.
- Não permitir a atuação de qualquer profissional com sintomas de infecção por Covid-19, encaminhando tal pessoa para testagem.
- Realizar triagem pré-operatória dos pacientes com reação da transcriptase reversa - reação em cadeia da polimerase, levando em consideração que o paciente positivo tem aumento do risco de complicações pós-operatórias.
- Todos os profissionais devem ter recebido capacitação sobre higienização das mãos, uso de EPIs (paramentação e desparamentação de forma segura) com eventos simulados, com objetivo de discutir e acertos durante o atendimento do paciente.
- Evitar aglomeração, estimular a cooperação e a tolerância.
- Não utilizar máscara de tecido, pois não são EPIs. Também não se deve utilizar máscara N95/PFF2 com válvula, pois permite a saída de ar expirado pelo profissional que está usando esse EPI e pode contaminar o campo operatório, paciente e outros profissionais.
- Para o transporte do paciente suspeito ou confirmado de Covid-19 da sala cirúrgica ao local de internação, o profissional deverá trocar avental e luvas. Os demais EPIs devem ser mantidos até que a ação tenha sido concluída e o profissional tenha acessado local adequado para a sua desparamentação, dentro do centro cirúrgico.
- Para evitar a saída do profissional circulante de sala durante o procedimento cirúrgico, recomenda-se disponibilizar um profissional da equipe fora da sala operatória para providenciar materiais, equipamentos e insumos que sejam essenciais para o ato operatório.
- O paciente cirúrgico deverá utilizar a máscara cirúrgica, para controle de fonte, durante sua circulação para o centro cirúrgico, anestesias e para o local de internação após o procedimento.

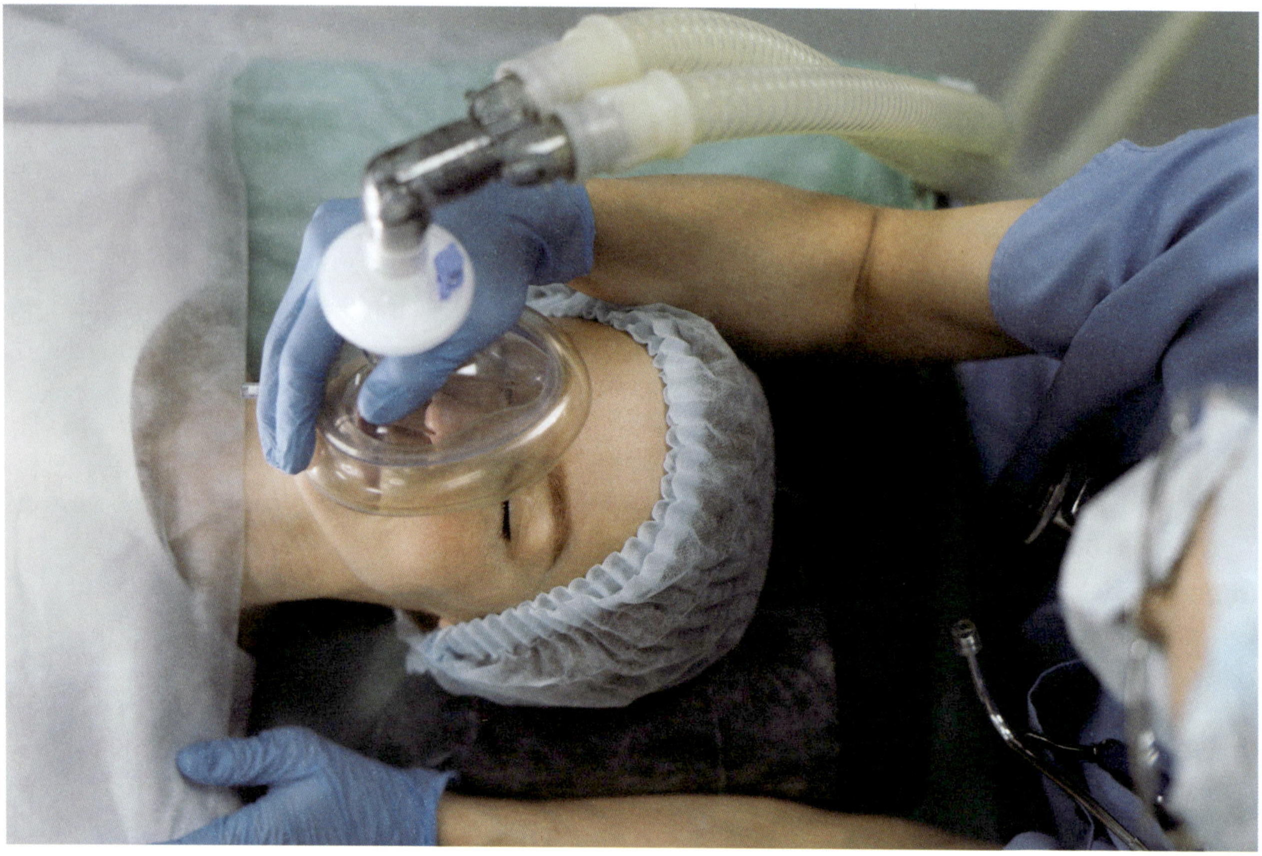

- Considerar o uso da mesma sala de cirurgia para pacientes suspeitos ou confirmados de Covid-19, devido à dificuldade de descontaminação, minimizando a contaminação de vários ambientes do centro cirúrgico, comprometendo o funcionamento da unidade.

- Preparo da sala operatória: somente equipamentos, mobiliários e medicamentos necessários devem ser levados à sala de cirurgia. Além disso, monitores anestésicos e superfícies de equipamentos de ultrassom, entre outros, podem ser cobertos com filme plástico para diminuir o risco de contaminação e facilitar a limpeza sem danificar os equipamentos.

- Durante os procedimentos, como a indução anestésica, intubação e extubação orotraqueal e procedimentos cirúrgicos com geração de aerossóis, é recomendável que o paciente permaneça em sala com pressão negativa, com filtro HEPA, que permita a filtração entre 6 e 25 vezes/hora e com a pressão negativa de pelo menos -5Pa em relação a antessala (para reduzir a disseminação do vírus para além da sala cirúrgica - ABNT 7256).

- Deve haver cuidados na intubação e na extubação orotraqueal devido ao risco de viral, devendo-se restringir o quantitativo de pessoal na sala operatória (SO) durante a intubação e extubação oro- traqueal, que deve ser realizada de forma segura e adaptada ao aparelho de anestesia em sistema fechado.

Monitoramento através de indicadores de anestesia e cirurgia

Indicadores de segurança do paciente têm como objetivo identificar e monitorar eventos adversos e riscos na prestação dos cuidados de saúde que podem ocasionar consequências indesejadas aos pacientes. Abaixo, seguem os indicadores de anestesia e cirurgia da ProQualis, 2020.

- Taxa de adesão à Lista de Verificação de Cirurgia Segura.
- Número de itens cirúrgicos ou fragmentos de dispositivos retidos no corpo do paciente.
- Número de cirurgias realizadas em local errado do corpo do paciente.
- Número de cirurgias realizadas no paciente errado.
- Número de procedimentos errados.
- Porcentagem de pacientes submetidos a procedimentos cirúrgicos específicos que recebem um esquema profilático apropriado de antibióticos.
- Taxa de eventos adversos relacionados ao uso de equipamento médico.
- Taxa de embolia pulmonar ou trombose venosa profunda perioperatória.
- Taxa de sepse pós-operatória.
- Taxa de mortalidade cirúrgica padronizada.
- Taxa de complicações relacionadas à anestesia.
- Taxa de pacientes submetidos a um procedimento que receberam cuidados de anestesiologista para tratar bloqueio neuromuscular residual, no período de recuperação.
- Taxa de pacientes submetidos a um procedimento que receberam cuidados de anestesiologista para tratar parada respiratória ou cardíaca, no período de recuperação.
- Taxa de pacientes submetidos a um procedimento que receberam cuidados de anestesiologista em virtude de temperatura abaixo de 36°C, registrada no período de recuperação.
- Taxa de pacientes pós-operatórios cuja intensidade da dor é documentada e avaliada por instrumento de avaliação válido e adequado.
- Taxa de pacientes com depressão respiratória grave durante o gerenciamento da dor aguda, que requeiram administração de naloxone.

Melhores Práticas na Cirurgia Segura: Procedimentos Cirúrgicos na Atenção Primária em Saúde (APS)

Os procedimentos cirúrgicos também estão associados com a segurança do paciente e podem parecer distantes do escopo da APS, entretanto, no Brasil, os serviços de Atenção Primária no Sistema Único de Saúde (SUS) se responsabilizam pela realização de pequenos procedimentos clínicos e cirúrgicos, acolhendo usuários em situações agudas ou crônicas tais como unhas encravadas, retirada de nevos, corpos estranhos, cistos e lipomas, e o tratamento de feridas. Considerando a menor complexidade de técnica, materiais, insumos e medicamentos, tais procedimentos também podem e devem ser realizados pelas equipes que trabalham na Unidade Básica de Saúde (UBS). (CRIADO, 2020)

Estudo sobre processo de implementação do protocolo de cirurgia segura aponta como principais falhas observadas as relacionadas a cirurgia realizada em local errado, realização de procedimento cirúrgico não indicado, retenção de corpo estranho e, até mesmo, cirurgia realizada no paciente errado. (BRASIL, 2021)

QUADRO 4 - **Ações estratégicas para procedimentos clínicos e cirúrgicos realizados de forma inadequada**

Problema(s): ocorrências de eventos adversos nos procedimentos clínicos e cirúrgicos realizados de forma inadequada.			
Erros: não adesão às medidas preventivas; ausência do uso de ferramentas de prevenção; escolha de intervenções com pouco conhecimento científico; não cumprimento da prática padrão (protocolos); falta de materiais e insumos; procedimentos clínicos e cirúrgicos em usuário e/ou local incorreto; falta de capacitação e comunicação dos profissionais para realização de técnica correta; falta de habilidade e experiência para realização dos procedimentos clínicos e cirúrgicos.			
Meta: assegurar cirurgia em local de intervenção, procedimento e paciente correto.			
AÇÃO	**ONDE?**	**QUANDO?**	**QUEM?**
Instituir rotina para monitorar a validade dos materiais e insumos usados para os procedimentos.	Unidade de saúde.	Seguir rotina instituída, mensal, quinzenal ou semanal.	Profissionais da equipe de saúde.
Promover uma comunicação efetiva entre os profissionais da equipe e usuários para tomada de decisão conjunta para gestão de riscos preexistentes (alergias, uso de anticoagulantes e doenças prévias).	Unidade de saúde e domicílio.	Permanentemente.	Profissionais da equipe de saúde. Usuários/ familiares e/ou cuidadores.

Comunicar o erro para o usuário e/ou familiar, bem como para equipe, e adotar ações para prevenção de recorrências.	Unidade de saúde. Sempre em que ocorrer erro.	No momento de identificação do usuário.	Profissionais da equipe de saúde.
Fazer uso adequado de Equipamento de Proteção Individual (EPI) entre os profissionais de saúde e usuário quando necessário.	Unidade de saúde e/ou domicílio, se necessário	Conforme os protocolos institucionais.	Profissionais da unidade de saúde e usuários.
Investir em aperfeiçoamento dos profissionais de saúde para realizar técnica de procedimentos clínicos e cirúrgicos, possibilitando maior segurança na realizaçao da técnica.	Unidade de saúde.	Unidade de saúde. Instituir rotinas de treinamentos, capacitações e educação permanente.	Núcleo municipal de educação em saúde.

Fonte: adaptado de Mai, Ciconet, Micheletti (2020)

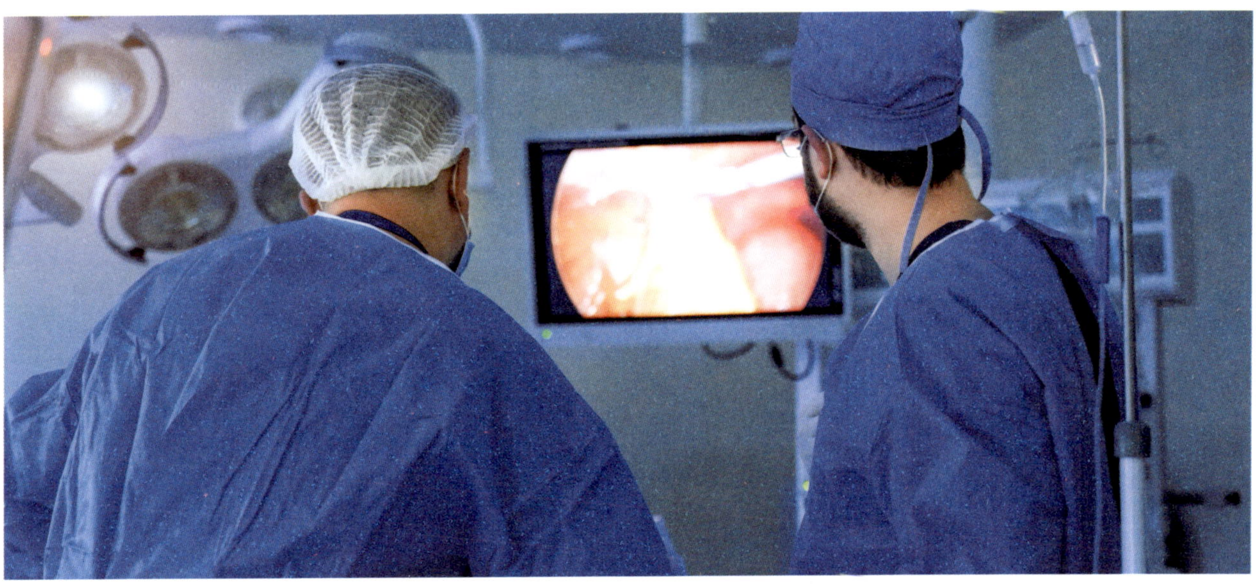

Contagem de Instrumentos e Demais Materiais

A contagem de compressas, instrumentos e demais materiais devem estar de acordo com o estabelecido pelas políticas e procedimentos do centro cirúrgico. Também devem ser definidos o momento quando serão contados e os registros necessários (CONNER, 1994).

Dependendo da prática estabelecida, a contagem dos três tipos de itens é necessária e a cargo do instrumentador e do auxiliar circulante, que devem fazer a contagem em voz alta, com voz calma, enquanto o instrumentador faz a conferência manual dos itens. Se houver dúvida na contagem, ela deve ser interrompida e repetida.

O circulante deve registrar imediatamente a contagem correta em relatório, além da anotação do nome do circulante e instrumentador que realizaram a atividade. Esta contagem faz-se importante ao proporcionar o controle administrativo de materiais, de gastos cirúrgicos e evitando o extravio de itens. Entretanto, pacientes em urgência, às vezes, necessitam da omissão da contagem, devendo ser anotado o fato em relatório cirúrgico.

A contagem exata de compressas, instrumentos cortantes ou outros materiais é essencial para a proteção do paciente, da equipe e do próprio hospital.

1 – Contagem de Compressas

Aconselha-se que todos os tipos de compressas sejam contados em todos os procedimentos, entretanto, deve-se observar a rotina hospitalar para se aplicar tal atividade. O instrumentador e o circulante precisam estar atentos à contagem de compressas ao início da operação, antes do fechamento e quando fechar a pele (MEEHER, ROTHROK, 2008).

As compressas devem estar separadas por tipos e tamanhos, longe de outros materiais de suprimento, como, por exemplo: toalhas e fitas adesivas, para evitar o transporte inadvertido de compressas para dentro da ferida ou para outro local inadequado. Por nenhuma razão, as compressas utilizadas devem ser retiradas da sala cirúrgica durante a cirurgia e antes de sua contagem, pois isto dificulta a correta avaliação destas. Se pacotes com numeração incorreta forem abertos em cirurgia, estes não devem ser incluídos na contagem de compressas e, sim, colocados em local separado para não dificultar a contagem final. Durante a cirurgia, as compressas sujas e contaminadas devem ser descartadas em saco descartável em baldes ou recipientes de plástico para melhor ordem na cirurgia.

O circulante fica responsável pelo fechamento do saco quando cheio, após a contagem de compressas ali presentes (MEEHER, ROTHROK, 2008). O ensacamento é importante para diminuir o risco de contaminação ambiental após o ressecamento das compressas e possibilita uma rápida avaliação visual por parte do anestesista quanto a potencial perda de sangue do paciente (MEEHER, ROTHROK, 2008).

2 – Contagem de Objetos Cortantes

Simultânea à contagem de compressas, os instrumentos cortantes ainda são contados pelo instrumentador e circulante em todos os procedimentos cirúrgicos. Dentre os objetos cortantes, incluem-se agulhas com e sem fio, bisturi, lâminas eletrocirúgicas, agulhas hipodérmicas e pinos de segurança. O instrumentador é responsável pela verificação da quanti-

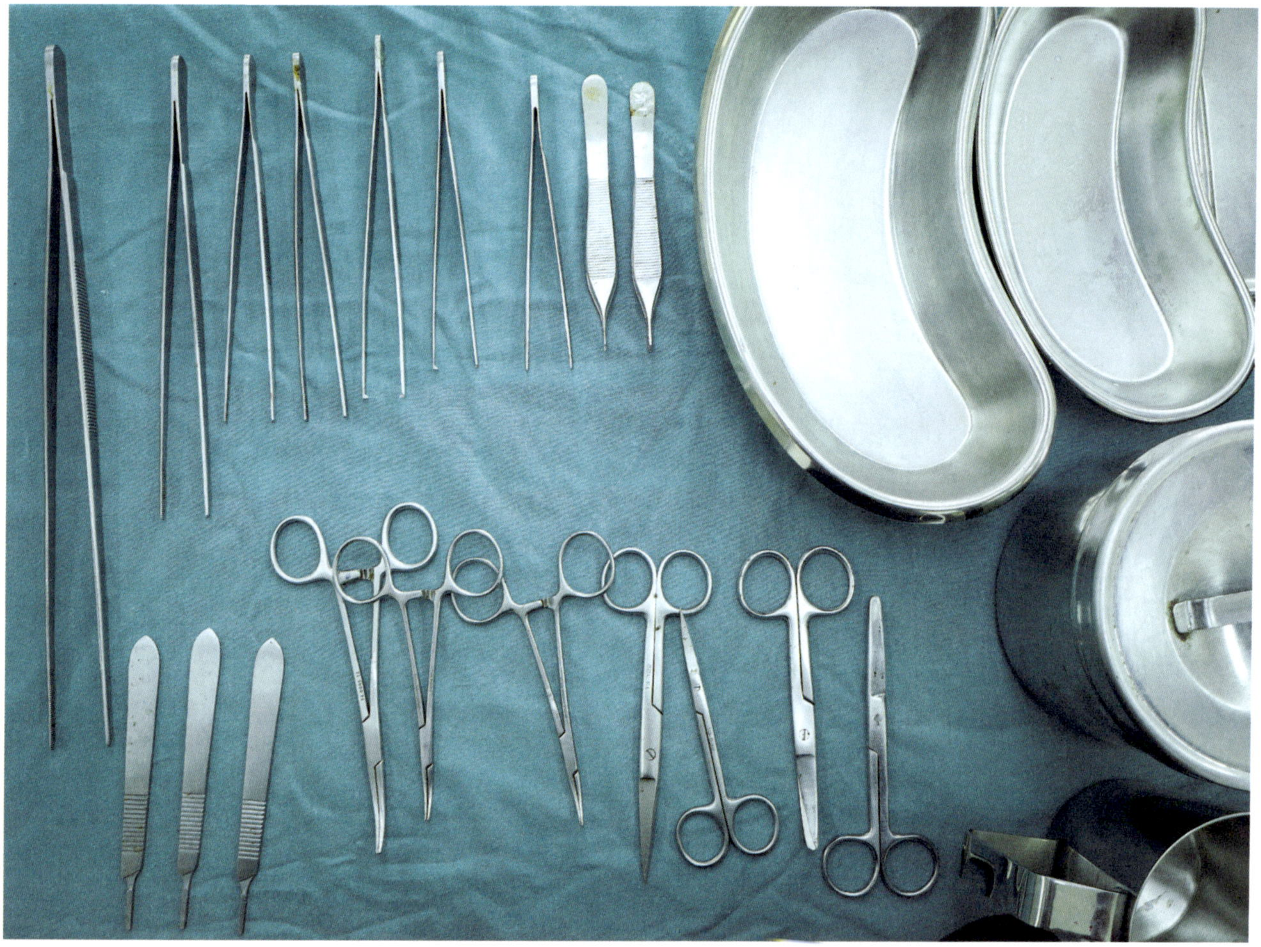

dade de agulhas no momento de abertura de pacotes. Além disso, conta continuadamente o número de agulhas em campo e as transfere ao cirurgião na base de troca. Segundo MEEHER e ROTHROK, (2008) após o uso o circulante deve ensacar as agulhas e etiquetá-las com o número de agulhas e o nome de quem as contou. Entretanto, isto não é visto na rotina hospitalar, sendo as agulhas descartadas após todo o procedimento em recipiente apropriado para descarte. Do mesmo modo que as compressas, as agulhas nunca devem sair da sala cirúrgica durante todo o procedimento cirúrgico, por qualquer razão (MEEHER, ROTHROK, 2008). As agulhas quebradas devem ser estimadas e deixadas à parte para contagem final (MEEHER, ROTHROK, 2008).

3 – Contagem de Instrumentos

A contagem de outros instrumentos deve seguir os procedimentos estabelecidos por cada CC. Muitos hospitais recomendam a contagem somente quando uma grande cavidade do corpo é acessada ou a ferida é muito profunda, pois pode ocorrer de o instrumental ser acidentalmente deixado no paciente (MEEHER, ROTHROK, 2008) O material deve ser contado inicialmente em pré-operatório, na Central de Materiais, onde são montadas as caixas cirúrgicas, antes do começo da cirurgia e antes do fechamento da ferida cirúrgica. Entretanto, contagens adicionais podem ser feitas, de acordo com a rotina cirúrgica (MEEHER, ROTHROK, 2008).

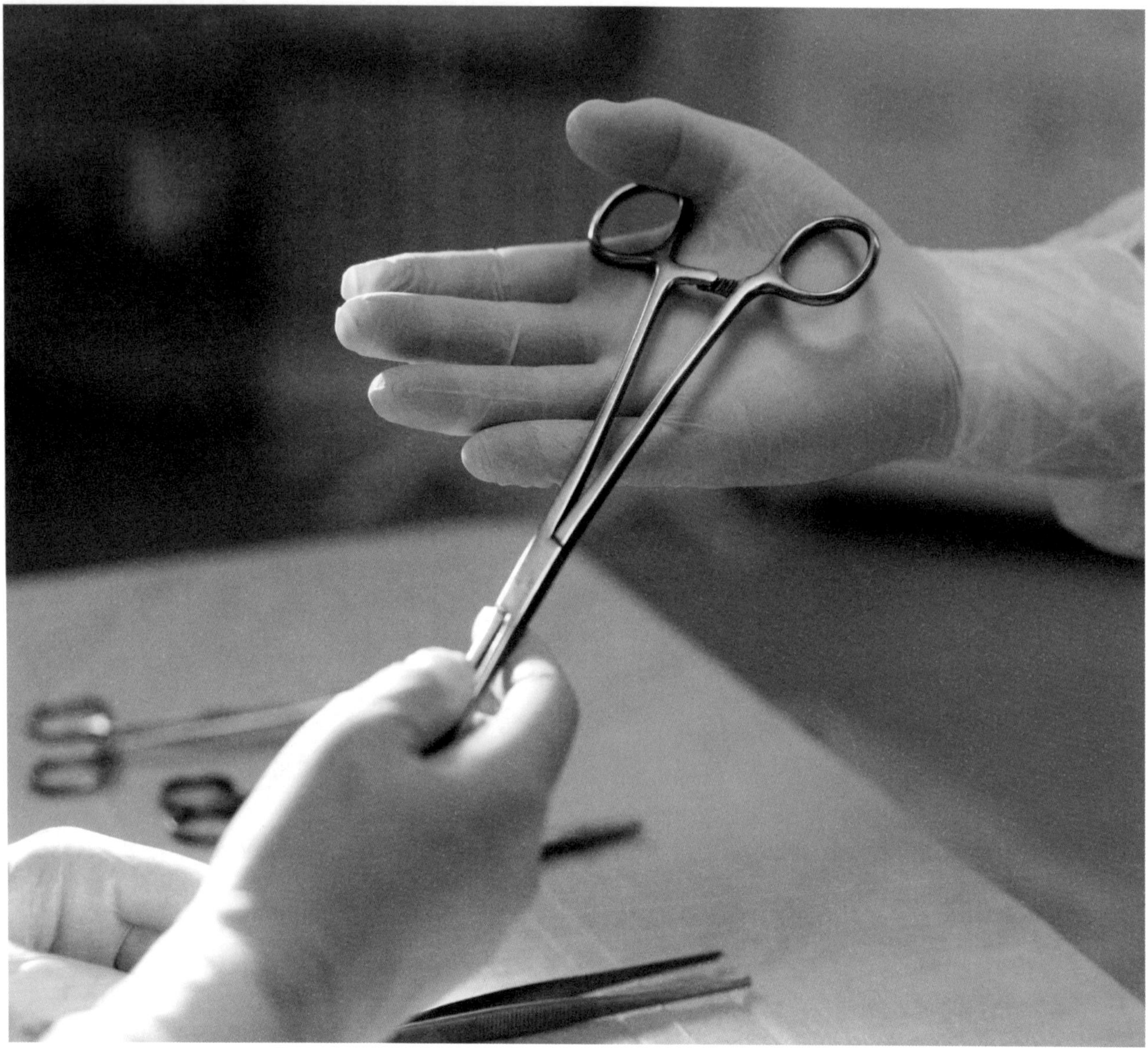

Durante a contagem de instrumentos, além da percepção do número de peças, é importante a observação da qualidade delas. Materiais desarticulados e quebrados não devem fazer parte da cirurgia, devem ser separados para posterior reparo (MEEHER, ROTHROK, 2008). Da mesma forma que as compressas e as agulhas, os demais materiais nunca devem sair da sala cirúrgica durante todo o procedimento cirúrgico, por qualquer razão (MEEHER, ROTHROK, 2008).

4 – Contagem Incorreta

Como já comentado, se não houver concordância entre o número de materiais descritos pelo circulante e o número verificado pelo instrumentador, o procedimento será refeito imediatamente. Se persistir a incorreção, o circulante precisa informar ao cirurgião a incompatibilidade de números ou de instrumentos (MEEHER, ROTHROK, 2008). A partir daí, inicia-se uma busca do item por parte de toda a equipe cirúrgica. Se não houver sucesso, um filme de raios X é feito. Se o filme não apresentar resultado positivo, a contagem é registrada como incorreta e o filme de raios X é notificado em relatório para a comprovação (MEEHER, ROTHROK, 2008).

CAPÍTULO 4

Posicionamento do paciente cirúrgico

Tipos de Cirurgia e Posicionamento

A posição adequada do paciente na mesa operatória é essencial para que os procedimentos cirúrgicos sejam bem-sucedidos e realizados com segurança.

Para realizar o bom posicionamento, deve-se basear e relacionar nos conhecimentos anatomofisiológicos, entendendo o que cada posicionamento pode causar no organismo do paciente, associando ao tipo de cirurgia bem como o tempo de procedimento ao que o paciente será submetido.

O posicionamento deve ser baseado na sistematização da assistência de enfermagem perioperatória. É um trabalho em equipe, em que cada membro contribui com o seu conhecimento técnico-científico, pois precisa contemplar a visão do sítio cirúrgico, além de observar todos os fatores de risco para o desenvolvimento de lesões de pele, bem como potenciais complicações durante o ato anestésico-cirúrgico, além de prover todos os possíveis acessórios e dispositivos para auxiliar na fixação, proteção e segurança do paciente.

Existem três tipos básicos de posicionamento: supino, prona e lateral. Eles podem se modificar para atender às necessidades dos procedimentos anestésicos-cirúrgicos, resultando em outros tipos de posicionamentos que serão mais bem detalhados.

É importante salientar que, quanto maior a dificuldade anatômica da posição, maior o grau de comprometimento fisiológico do paciente. Um exemplo disso são pacientes que precisam ficar com a cabeceira da mesa cirúrgica mais baixa, por grande períodos, em cirurgias por vídeo na região abdominal. Fisiologicamente, há maior concentração de sangue na região crânioencefálica, podendo haver um edema nessa região, por isso, adequar a posição e observar as reações neurológicas do paciente se faz extremamente necessário e, por aí em diante, pensando em cada uma das posições possíveis.

Também é importante evidenciar aqui que o tipo de anestesia influencia no grau de depressão do sistema nervoso central, que faz com que haja uma depressão dos receptores da dor e relaxamento dos músculos. Assim, não há proteção contra a pressão que ocorre em determinadas partes do corpo, favorecendo lesões e injúrias na pele.

Segundo a Sociedade Brasileira de Enfermeiros de Centro Cirúrgico e CME (SOBECC), as metas de posicionamentos incluem:

- proporcionar a exposição e acesso ótimo ao sítio cirúrgico;

- facilitar o acesso aos equipamentos de anestesia e monitoração hemodinâmica;
- possibilitar acesso vascular para administração de fármacos, agentes anestésicos e hemocomponentes;
- permitir a visibilidade e permeabilidade dos dispositivos de drenagem e aspiração, entre outros dispositivos acoplados no paciente;
- manter a dignidade e privacidade do paciente;
- manter as funções respiratórias e circulatórias adequadas;
- proteger a integridade neuromuscular e cutânea;
- manter alinhamento corporal.

Para tanto, entender como são todos os posicionamentos e suas derivações se faz necessário.

1. Decúbito Dorsal ou Posição Supina

O decúbito dorsal é a posição mais comum. É a natural do corpo em repouso. O paciente, na maioria das vezes, é anestesiado nesta posição e, a partir daí, são feitas modificações após a indução anestésica. Na posição de decúbito dorsal, o dorso do paciente e a coluna vertebral estão repousando na superfície do colchão da mesa de operação. Esta posição permite abordar as grandes cavidades do corpo (craniana, torácica e abdominal) e as quatro extremidades. O occipto, a escápula, o cotovelo, o sacro, o cóccix e os calcâneos são áreas potenciais de pressão e devem ter um dispositivo redutor de pressão. Vale ressaltar que as áreas de pressão da pele ocorrem mais frequentemente na posição de decúbito dorsal.

Agora o passo a passo deste posicionamento:

- O paciente fica deitado de costas, com os braços ao longo do corpo com as mãos em pronação (palmas para baixo) ou em cruz. Com os braços em abdução as palmas das mãos estão voltadas para cima. Mas, deve-se tomar cuidado para que a equipe cirúrgica, acidentalmente, não desloque o braço num ângulo superior a 80° em relação ao corpo, provocando o estiramento dos músculos nesta região e, também, compressão dos nervos e vasos locais (plexo braquial, artéria subclávia, veia cefálica). A hiperabdução do braço deve ser evitada para prevenir estiramento de nervos e compressão das artérias subclávia e axilar sob o processo coroide da escápula ou compressão entre a clavícula e as primeiras duas costelas.
- Os membros inferiores ficam estendidos e os pés ligeiramente separados.
- A posição da cabeça deve estar em alinhamento com a coluna vertebral. Esta, por sua vez, em alinhamento com o quadril, apoiando a curva lombar, o occipto, a escápula, o olécrano, o sacro e os calcâneos. Os apoios podem ser almofadas, pequenos travesseiros, lençóis ou os próprios dispositivos redutores de pressão disponíveis na unidade.
- Um pequeno coxim abaixo da cabeça permite o relaxamento do músculo trapézio e previne a distensão no pescoço. Flexão e torção podem causar contraturas no pescoço e interferir com a permeabilidade das vias aéreas.
- Fixar as mãos, sem garrotear as extremidades. O uso do "lençol móvel" na mesa cirúrgica pode ser utilizado para fixar os braços em toda a sua extensão e prevenir que fiquem pendentes nas bordas da mesa.

- Coxins abaixo dos joelhos são desaconselháveis, pois podem causar compressão no nervo poplíteo e na veia safena.

FIGURA 1 - Posição de Decúbito Dorsal ou Posição Supina

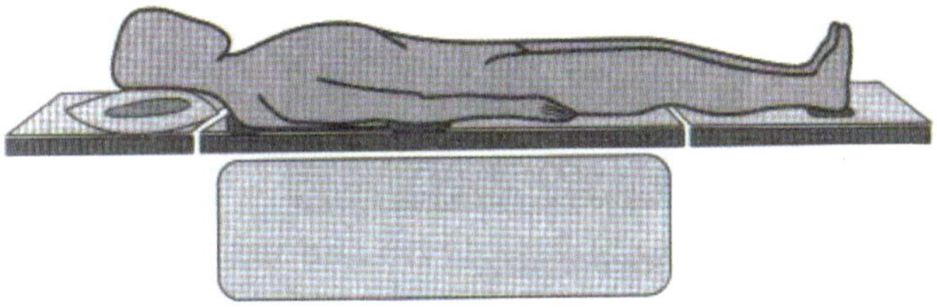

Fonte: Guido LA, Leite RCBO, Silveira CT. Posicionamento do paciente para o procedimento anestésico-cirúrgico. In: Carvalho R, Bianchi ERF. Enfermagem em centro cirúrgico e recuperação. Barueri: Manole; 2007. p. 190-217.

O sistema circulatório pode ser comprometido na posição dorsal, não somente pela restrição, mas também, por todo efeito da postura corporal na horizontal e os efeitos da gravidade sobre o posicionamento cirúrgico. Por exemplo, o aumento de pressão de víscera abdominal ou massa sobre a veia cava inferior reduz o retorno de sangue venoso ao coração, com posterior comprometimento da pressão arterial. Sempre que possível, a posição do paciente deve estimular a drenagem e evitar a obstrução venosa. A função respiratória também é comprometida na posição de decúbito dorsal, porque a capacidade vital é menor que na postura ereta, entretanto, permite uma melhor distribuição da ventilação dos pulmões. Alguns procedimentos realizados nesta posição: cesárea, artroscopia de joelho, histerectomia via abdominal e facectomia (cirurgia de catarata), simpatectomias torácicas e cirurgias cardíacas. Problemas relacionados diretamente a esta posição são mais devidos ao tempo excessivo que o paciente permaneceu durante o procedimento.

2. Posição de Rose

Esta posição é pouco descrita na literatura atual. Mas, ainda utilizada em alguns procedimentos na região cervical anterior. A cabeceira da mesa cirúrgica é abaixada aproximadamente em 10 graus.

Caso a equipe cirúrgica necessite ficar ao lado do paciente para realizar o procedimento, os braços, como na posição supina, são mantidos ao longo do corpo, utilizando-se o "lençol móvel" para restringi-lo. A linha de infusão venosa deverá possuir extensão e com os aparelhos de monitoração, ficarão colocados na região dos pés do paciente, a fim de facilitar a assistência do médico-anestesista.

FIGURA 2 - Posição de Rose

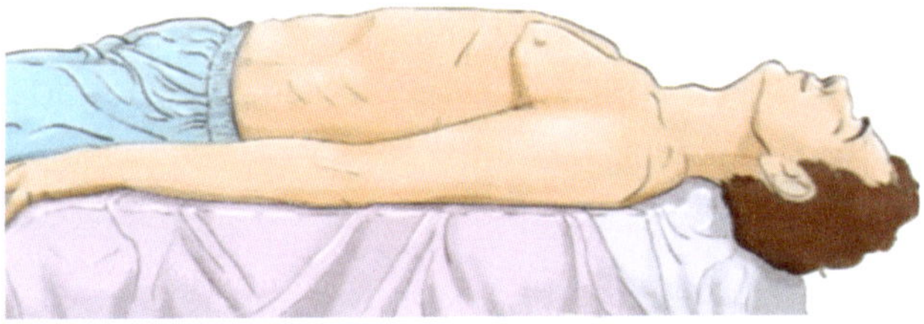

3. Posição de Trendelenburg

A posição de Trendelenburg é uma variação do decúbito dorsal, em que a parte superior do dorso é abaixada e os pés são elevados (Figura 3). O paciente é posicionado como na posição supina e toda a mesa de operações é levemente inclinada para que a cabeça do paciente fique mais baixa que seus pés em torno de cinco graus. Se a inclinação for maior que a descrita recomenda-se o uso de suporte de ombros devidamente acolchoados para evitar o deslocamento do paciente. Esta posição, geralmente, é usada para cirurgias nas regiões do abdome inferior. Ela proporciona o deslizamento das vísceras abdominais na direção do tórax, permitindo melhor exposição pélvica, mas seu peso sobre o diafragma, acrescido do aumento de volume de sangue pulmonar, pode reduzir a expansibilidade pulmonar, diminuindo assim o fator ventilação- perfusão e repercutindo nas trocas gasosas.

Essa posição pode ser utilizada para melhorar a circulação no córtex cerebral e gânglio basal, quando a pressão arterial baixa repentinamente e se faz necessário um aumento do fluxo sanguíneo arterial para o cérebro. Para evitar a sobrecarga cardiovascular ou o risco de hipotensão arterial deve-se, após o término do procedimento cirúrgico, movimentar o paciente vagarosamente até retomar a posição dorsal. Estas transições posturais lentas e delicadas permitem tempo suficiente para que o corpo se ajuste às mudanças fisiológicas alcançando a homeostasia.

FIGURA 3 – Posição de Trendelenburg

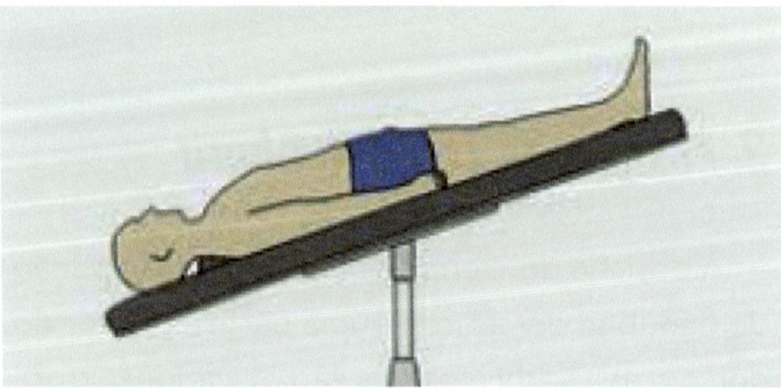

Fonte: Guido LA, Leite RCBO, Silveira CT. Posicionamento do paciente para o procedimento anestésico-cirúrgico. In: Carvalho R, Bianchi ERF. Enfermagem em centro cirúrgico e recuperação. Barueri: Manole; 2007. p. 190-217.

Cirurgias da extremidade inferior, como a de varizes, são feitas também nesta posição, pois ela ajuda na hemostasia. Outras Cirurgias realizadas nesta posição: varizes, laparotomias abdominais via digestória baixa e politraumas com perda considerável de sangue. Todavia, a função principal desta posição é oferecer uma melhor visualização dos órgãos pélvicos durante a abertura ou cirurgia laparoscópica no abdome inferior ou pelve. O passo a passo deste posicionamento deve ser igual ao mencionado para a posição supina.

Um artigo publicado na França, mas feito por anestesiologistas belgas, relatou que duas pacientes apresentaram otorragia no período pós- operatório após serem submetidas à procedimentos de laparoscopia ginecológica. As pacientes realizaram a cirurgia na posição de Trendelenburg. As mudanças hemodinâmicas induzidas pela posição podem ter contribuído para a ocorrência do evento.

4. Posição de Trendelenburg Reversa ou Proclive

O paciente é colocado na posição dorsal e toda a mesa é inclinada para que a cabeça fique mais alta que os pés (Figura 4). Esta posição é geralmente usada para cirurgias da cavidade abdominal superior e para cirurgia da cabeça e pescoço. Ela permite uma exposição operatória melhor, porque a gravidade mantém as alças intestinais na parte inferior do abdome. Também, como a cabeça é elevada levemente, a hemostasia nesta região e na cervical se torna mais fácil. A mesa cirúrgica, na maioria das vezes, é inclinada somente alguns graus. Se uma inclinação maior é necessária, um suporte para os pés (não é frequentemente usado) é recomendável, como também uma cinta fixadora na região do quadril ou coxas para se evitar um possível escorregamento do paciente em relação a sua colocação inicial.

Nessa posição, a função respiratória é mais facilitada do que na região dorsal. A circulação venosa pode ser comprometida pelo tempo de permanência das pernas estendidas na posição mais baixa. O retorno ao decúbito dorsal deve ser realizado lenta e delicadamente para evitar sobrecarga ao sistema cardiovascular. Enfaixamento com algodão ortopédico e atadura de crepe dos membros inferiores, uso de meias elásticas ou massageadores de membros atuam como medidas profiláticas na prevenção da estase venosa, minimizando o risco de tromboflebites e tromboses pós-operatórias.

FIGURA 4 – Posição de Trendelenburg reversa ou proclive

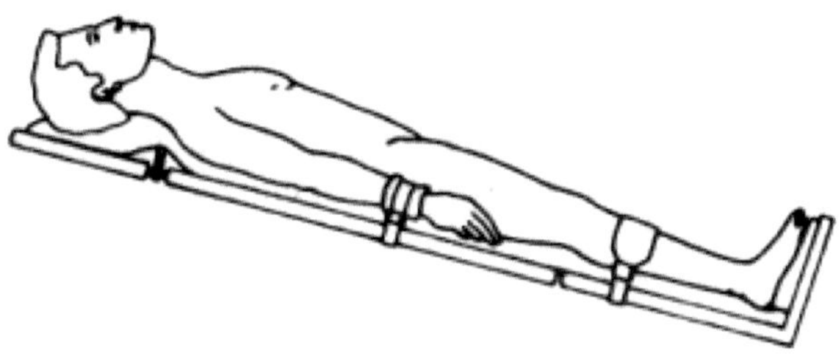

Fonte: Guido LA, Leite RCBO, Silveira CT. Posicionamento do paciente para o procedimento anestésico-cirúrgico. In: Carvalho R, Bianchi ERF. Enfermagem em centro cirúrgico e recuperação. Barueri: Manole; 2007. p. 190-217.

Indicações importantes para posicionar o paciente:

- Cirurgias na região antero cervical necessitam de um coxim sob os ombros para expor a região do pescoço;
- Este coxim deve atingir de um ombro ao outro e manter o equilíbrio e altura idênticas entre eles.
- Para evitar a hiperextensão do pescoço um outro suporte (coxim) sob a cabeça deve ser colocado.
- Além destas recomendações não se pode esquecer do alinhamento entre a cabeça, a coluna vertebral, o quadril e os membros superiores e inferiores.

Os procedimentos realizados nesta posição: gastroplastia, cardioplastia (correção de refluxo gastroesofágico) e outras de acesso à via digestiva alta.

Tanto na posição de Trendelenburg ou proclive ocorre uma inclinação da mesa cirúrgica, o que pode provocar uma fricção e desintegração da pele e, também, deslocamento do paciente. Então, se faz necessário a observação constante deste paciente por parte da equipe de enfemagem.

5. Posição de Litotomia ou Ginecológica

É usada em operações que requerem uma abordagem perineal, cirurgias obstétricas, ginecológicas por via baixa ou proctológicas. Esta postura não natural tem grande potencial para traumas ao paciente. Durante a indução anestésica o paciente é colocado na região supina. O paciente quando deitado, preferencialmente, já deve estar com a região glútea próxima à dobra inferior da mesa de operações (Figura 5). Após a permissão do anestesiologista seguem-se as seguintes fases:

- colocar as perneiras metálicas com proteções adequadas (coxins macios) na mesa cirúrgica. A altura é ajustada ao comprimento dos membros inferiores (altura definida pelo tamanho entre a região poplítea e o trocanter) do paciente;
- em seguida, colocam-se os membros inferiores na perneira metálica. O ideal são duas pessoas posicionando as pernas ao mesmo tempo, de forma segura, delicada e lenta. Cada colaborador pega uma perna e efe-

tua o levantamento pela região plantar do pé com uma mão e com a outra flexiona o joelho;

- verificar o alinhamento da espinha ilíaca anterior do paciente com o suporte de perna e o nível das nádegas com as bordas da dobradura da mesa operatória. Alcança-se uma boa posição com um mínimo de esforço;
- os braços nesta posição devem permanecer em abdução, como já citado, não ultrapassando 80° em relação à mesa. Eles não podem ficar ao longo do corpo, pois as mãos podem invadir a área operatória contaminando-a ou correndo o risco de uma delas (mãos) serem lesadas pelos instrumentais cirúrgicos;
- Relembrando: as pernas devem ser abaixadas ou apoiadas em estribo simultaneamente, dando-se apoio às articulações acima e abaixo para evitar tensão na musculatura lombossacra, que pode estirar e inclinar, desta maneira, colocando a pelve e as extremidades em desequilíbrio.

É preciso cuidado especial com o paciente que tem limitação na amplitude de movimentos devido à prótese de quadril, contraturas, gessos, amputações ou obesidade. Flexão intensa do quadril, bem como adução da articulação, deve ser evitada na posição litotômica/ginecológica. A pressão do suporte sobre as pernas e pés pode trazer danos ao nervo fibular, causando a "queda" do pé.

Quanto maior for a flexão dos membros inferiores sobre o quadril, maior será a pressão intra-abdominal e, numa relação inversamente proporcional, o volume pulmonar diminuirá. Este fato dificulta a hematose e produz hipóxia. O peso das extremidades apoiadas no tórax, especialmente em lactentes e crianças maiores, pode fadigar os músculos na respiração e induzir problemas respiratórios.

Outra informação importante é o fato de ocorrer o desvio aproximado de 500 ml de sangue da circulação das pernas, quando estas estão abduzidas, e vão aumentar o volume circulante na região toraco-abdominal. O sistema circulatório necessita de um tempo maior para realizar o mecanismo compensatório deste acréscimo de sangue na rede vascular. Quando ocorre o retorno das pernas à posição horizontal e o sangue retorna a esta parte do corpo, também ocorrerá um tempo para o organismo se adaptar. Daí, a repetida orientação de realizar o posicionamento de forma lenta e gradual.

Ao fim do procedimento o paciente retorna, como já explicitado, à posição dorsal e após a conclusão desta etapa o paciente é transferido para a maca ou cama pós-operatória.

FIGURA 5 – Posição de Litotomia ou Ginecológica

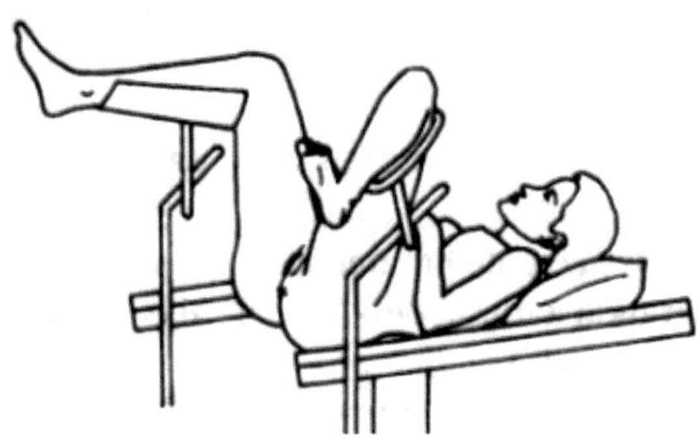

Fonte: Guido LA, Leite RCBO, Silveira CT. Posicionamento do paciente para o procedimento anestésico-cirúrgico. In: Carvalho R, Bianchi ERF. Enfermagem em centro cirúrgico e recuperação. Barueri: Manole; 2007. p. 190-217.

Um artigo do Japão relatou a morte de um paciente que ficou na posição litotômica associada com a Trendelenburg para realizar uma ressecção endoscópica de tumor retal e que era cardiopata. A autópsia revelou como causa da morte um infarto agudo do miocárdio devido um excessivo esforço do lado do coração infartado. E nesta posição há uma sobrecarga de volume sanguíneo no coração e, respectivamente, no sistema coronariano.

Em Cingapura, dois pacientes apresentaram complicações anestésicas após serem submetidos a procedimentos de prostatectomia radical por videolaparoscopia usando a ajuda do robô cirurgião da Vinci. No primeiro caso o paciente foi extubado ao término da cirurgia, mas em seguida necessitou um reintubação e, posteriormente, ventilação mecânica e cuidados na unidade de terapia intensiva. Este fato foi atribuído ao edema laríngeo sofrido pelo paciente, mais provavelmente pela redução do retorno venoso da cabeça causado pelo pneumoperitôneo e pelo prolongado tempo na posição de Trendelenburg.

O segundo caso relata uma leve neuropatia do plexo braquial causado mais provavelmente pelo uso de suporte de ombros associado com a posição extrema de Trendelenburg. Para estes procedimentos os autores recomendam limitar a duração e a extensão da posição citada, evitar o excesso de infusão intravenosa, realização cuidadosa do posicionamento e evitar sempre que possível o uso dos suportes de ombros.

Na Dinamarca, foi relatado um caso de tetraplegia de um paciente do sexo masculino, 36 anos, e que foi submetido a uma reversão de sigmoidectomia sob anestesia geral e posição de Trendelenburg. No pós- operatório imediato o paciente apresentou dor, paralisia e fraqueza dos braços e pernas. A equipe médica suspeitou de uma compressão da medula cervical. O tratamento medicamentoso foi imposto. A ressonância magnética não mostrou sinais de prolapso e nem de estenoses cervicais. O mesmo aconteceu com o exame de mielografia. O paciente recuperou-se bem no pós-peratório mediato. A mais provável explicação para esta condição foi o posicionamento intraoperatório ao qual o paciente foi submetido.

6. Posição de Fowler Modificada

A posição de Fowler, posição sentada ou comumente conhecida como posição de "cadeira de praia", é aquela que o dorso da mesa cirúrgica é elevado e o suporte para os pés deve ser colocado ou a parte inferior da mesa levemente erguida (Figura 6).

Esta posição permite que o paciente permaneça sentado em ângulos que variam de 30° a 90° acima do plano horizontal e é ideal para procedimentos na região do ombro e suas articulações, bem como cirurgias neurológicas cerebrais.

Alterações importantes acontecem quando o paciente assume este posicionamento: notável redução de pressão arterial média (PAM), pressão venosa central, volume sistólico, débito cardíaco e PaO². A pressão de perfusão cerebral (PPC) reduz-se em cerca de 15% na posição sentada no paciente não anestesiado, podendo diminuir mais ainda durante a anestesia por causa da vasodilatação provocada pela medicação e da redução do retorno venoso. São clássicas as observações de Enderby de que a pressão arterial sistólica (PAS) sofre um decréscimo de 0,8 mmHg por 1,0 cm de elevação da região cerebral considerada no plano vertical em relação ao nível do coração.

Muito recentemente, a Revista Brasileira de Anestesiologia publicou um artigo, mais especificamente um relato de caso, que uma paciente chegou a estado vegetativo permanente. A paciente havia sido submetida a uma artroscopia de ombro e colocada na posição de Fowler Modificada, comumente chamada de "cadeira de praia". A anestesia foi geral com entubação endotraqueal. Após estas explicações técnicas podemos entender o resultado catastrófico do caso em questão. A tomografia axial computadorizada no quinto dia pós-operatório mostrou edema cerebral e oclusão da cisterna; a ressonância magnética indicou infartos corticais em ambos os hemisférios, mas sem nenhuma evidência de sangramento intracraniano. As lesões foram, portanto, compatíveis com hipoperfusão cerebral ocorrida no intra-operatório. Ressalta-se o fato de que a paciente foi anestesiada com isoflurano, um anestésico com conhecidas propriedades vasodilatadoras, o que certamente dificultou um possível aumento da resistência vascular sistêmica, compensatório da diminuição da PAM e dos outros parâmetros circulatórios já citados, provocada pela posição sentada. Nota-se que para a ocorrência desta verdadeira tragédia houve a influência de vários fatores, incluindo-se neste rol o posicionamento da paciente na sala cirúrgica.

FIGURA 6 – Posição de Fowler Modificada

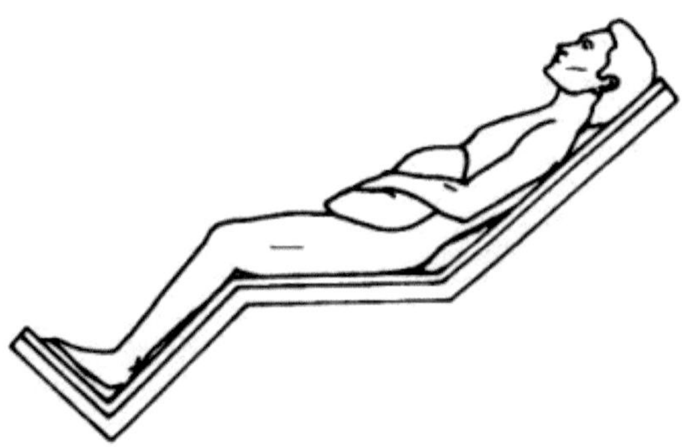

Fonte: Guido LA, Leite RCBO, Silveira CT. Posicionamento do paciente para o procedimento anestésico-cirúrgico. In: Carvalho R, Bianchi ERF. Enfermagem em centro cirúrgico e recuperação. Barueri: Manole; 2007. p. 190-217.

Primeiramente, deve-se anestesiar o paciente na posição dorsal.

Após este procedimento iniciam-se as seguintes etapas:

- A cabeça deve ser fixada por suporte específico, faixa crepe, esparadrapo ou outro tipo de material fixador, mas não se pode esquecer de proteger a face destes itens com compressa ou outro material mais delicado;
- Manter os olhos bem fechados do paciente;
- O controle da cabeça do paciente e sua posição ficam a cargo do cirurgião e, principalmente, do anestesiologista;
- A subida do dorso da mesa só deve ser realizada após a autorização do anestesiologista, devido aos inúmeros efeitos nocivos relacionados à queda abrupta de pressão arterial e ao risco potencial de embolismo gasoso;
- Os ombros devem permanecer eretos, alinhados à mesma altura e estabilizados;
- Colocar acolchoamento nas nádegas (tuberosidade isquiática) e no dorso (proeminências ósseas da escápula e ombro);
- Colocar os braços em abdução sobre o abdome, apoiado por coxim, ou no suporte de braço da mesa com angulação inferior a 80 graus;
- Para evitar o deslocamento caudal do tronco e a hiperextensão da região poplítea se faz necessário a colocação de coxins, como travesseiros, sob os joelhos;
- Os pés deverão ser levemente elevados e receber coxins para os calcâneos.

A posição sentada requer atenção especial com os braços. A hiperextensão do ombro deve ser evitada e os braços devem ser impedidos de quedas ou pressão contra superfícies duras.

Durante todas estas etapas não se pode esquecer de verificar como está a fixação da sonda endotraqueal, pois ocorre muita movimentação com o corpo do paciente. As cirurgias mais comuns nesta posição: algumas técnicas de mamoplastia, reparo do manguito rotador, artroscopia de ombro e craniotomias.

7. Posição de Decúbito Ventral ou Prona

Nesta posição, como o próprio nome diz, o ventre ou o abdome do paciente fica em contato com o colchão da mesa cirúrgica, de modo a permitir a abordagem da coluna cervical, região occiptal, dorsal, lombar, sacroccígea, retal e porção posterior dos membros inferiores.

As etapas para se garantir um posicionamento adequado estão descritas abaixo:

- A anestesia regional ou geral é realizada, preferencialmente, na maca com o paciente na posição dorsal para facilitar o giro do paciente para a mesa cirúrgica já na posição correta. Pode ser realizada diretamente na mesa, porém ocorrerá um maior desgaste físico da equipe que manipulará o paciente, pois deverão erguer o paciente e girá-lo no ar 180°;
- Após a realização do ato anestésico, coloca-se o paciente em decúbito lateral e, em seguida, em posição prona. Cuidados com o acesso venoso, suas linhas de infusão e aparelhos de monitoração devem ser tomadas para que não se enrosquem ou fiquem presos em algum profissional ou equipamento que se encontre no caminho desta ação;
- Ao girar o paciente os braços estarão postos ao longo do corpo. O braço que possuir o acesso venoso deverá ser girado por cima como medida preventiva. Os braços são repousados sobre suportes de braço (braçadeiras). Os cotovelos são flexionados de forma cautelosa e não podem estar localizados antes dos ombros em uma análise céfalocaudal. As palmas das mãos ficam voltadas para baixo. Toda esta preparação visa evitar a luxação do ombro e danos ao plexo braquial;
- Lateralizar a cabeça apoiando-a em um travesseiro ou outro dispositivo confortável sem dobrar as orelhas, protegendo as proeminências da face e mantendo as pálpebras fechadas, evitando ressecamento das córneas;
- O paciente é colocado sobre coxins cilíndricos, que se estendem dos ombros até as cristas ilíacas. Isto permite uma melhor expansão pulmonar e diminui a pressão nas mamas das pacientes femininas. Um coxim transversal na crista ilíaca para evitar a pressão dos órgãos dessa região e da genitália masculina.

Rodílias feitas com atadura crepe ou pequenas almofadas devem proteger a região patelar da pressão exercida contra a mesa. Um travesseiro é colocado sob as pernas, perto dos tornozelos, para manter a flexão dos pés e evitar o contato dos dedos com a mesa operatória.

FIGURA 7 - Posição de decúbito ventral ou prona

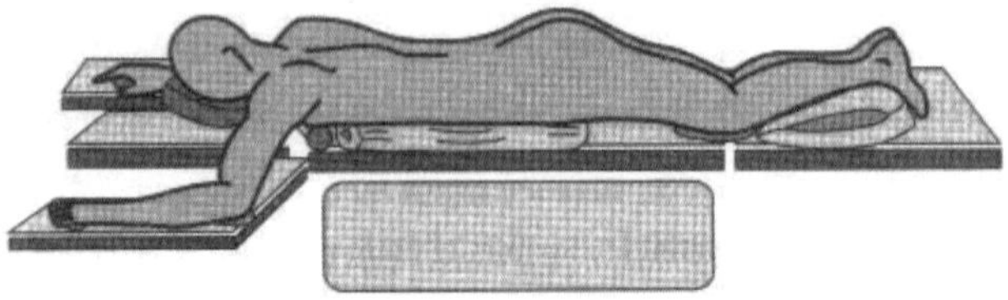

Fonte: Guido LA, Leite RCBO, Silveira CT. Posicionamento do paciente para o procedimento anestésico-cirúrgico. In: Carvalho R, Bianchi ERF. Enfermagem em centro cirúrgico e recuperação. Barueri: Manole; 2007. p. 190-217.

A postura de decúbito ventral é inicialmente de risco quando o paciente anestesiado é virado do decúbito dorsal para a posição ventral. Os mecanismos de compensação normais estão deprimidos e o paciente não pode se ajustar rapidamente às mudanças hemodinâmicas impostas. O sistema respiratório é mais vulnerável na posição de decúbito ventral, porque o movimento respiratório antero-lateral é restrito e o movimento diafragmático normal é muito reduzido pela parede abdominal comprimida.

O nervo radial pode ser comprimido contra o úmero, caso se permita que o antebraço oscile ao lado da mesa. Os ombros podem ser super-estendidos, a menos que os cotovelos estejam flexionados e as palmas das mãos viradas para baixo. O retorno venoso pode estar comprometido por uma contenção apertada na perna, extremidadesinferiores pendentes ou compressão da veia cava inferior.

Uma revisão de literatura citou os problemas com acuidade visual que aconteceram com pacientes submetidos a cirurgias não oftalmológicas. Foi verificada uma incidência maior destes episódios em pacientes com hipertensão, diabetes, arteriosclerose, úlcera gastrintestinal, doença cardíaca e outras doenças vasculares.

Os fatores predisponentes para neuropatia isquêmica óptica incluem, de acordo com este estudo: hipotensão, anemia, cirurgia, trauma, hemorragia, choque e cirurgias com tempo prolongado. Além destes fatores temos as posições cirúrgicas. As de Trendelenburg e Prona podem colaborar para a perda de visão e diminuir o retorno venoso da cabeça. O dano visual pode resultar no aumento da pressão intracraniana, o qual contribui para a pressão no nervo óptico. O decúbito ventral aumenta o risco de compressão ou lesão da órbita e abrasão da córnea. Portanto, este trabalho indica a preocupação que se deve ter com o posicionamento interligado com os fatores predisponentes já citados.

Um artigo nacional que embasa este último citado fala sobre o aumento da incidência de perda de visão após cirurgias não oftalmológicas, visto o número crescente de publicações disponíveis na literatura internacional. Trata-se de um relato de caso de um paciente com IMC de37,6 e foi submetido a cirurgia de descompressão medular associada com artrodese e permaneceu na posição de decúbito ventral. O paciente possuía como fatores de risco: hipertensão, tabagismo, idade avançada, e o procedimento foi de longa duração. A anestesia foi geral mais técnica epidural. Não houve nenhuma complicação no intra-operatório. No dia seguinte, apresentou proptose ocular, edema conjuntival e perda visual no olho esquerdo. O caso evidencia a possibilidade de perda visual após intervenção cirúrgica de coluna com o paciente na posição prona. Pois a neuropatia óptica isquêmica é o resultado do desequilíbrio entre a oferta e a demanda de oxigênio no nervo óptico, em decorrência do aumento da pressão intraocular (PIO) com relação à pressão arterial sistêmica, determinando a má perfusão do tecido nervoso. Mais uma vez a posição sendo citada como um dos itens prováveis para a ocorrência de uma complicação perioperatória nos pacientes que necessitam de intervenção cirúrgica.

8. Posição de Canivete, Kraske, Jacknife ou Depage

A posição de canivete é uma modificação do decúbito ventral e é usada para procedimentos proctológicos e de coluna lombar. Os quadris do paciente devem repousar sobre uma almofada ou travesseiro colocado sobre a dobradura da mesa de operação, a qual é flexionada num ângulo de 90°, elevando os quadris e abaixando a cabeça e o corpo. A cabeça, o tórax e os pés precisam de suportes adicionais nesta posição. Os passos referentes às proteções com coxins são os mesmos da posição prona. Atualmente, esta posição é utilizada em raros procedimentos, como cirurgias proctológicas ambulatoriais.

FIGURA 8 - Posição de Canivete, Kraske, Jacknife ou Depage

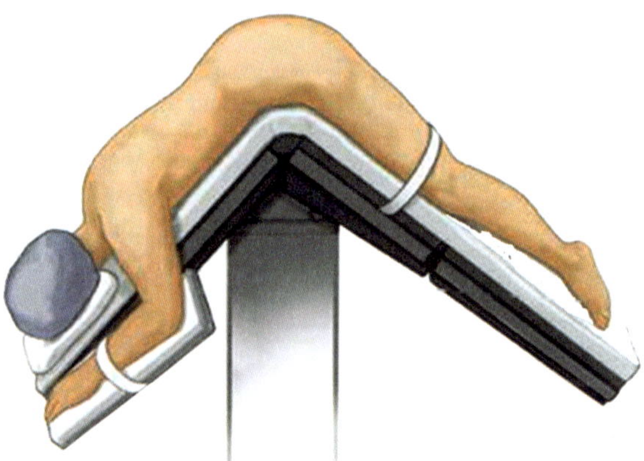

9. Posição de Decúbito Lateral

A posição lateral possui duas variações para acessar as áreas da região torácica, região renal e parte superior do ureter e a região do quadril. Este posicionamento será descrito com suas características principais, porém apontando as etapas singulares destas duas variações: a posição lateral torácica e a posição lateral renal. Primeiramente, o paciente é anestesiado na posição supina estando sobre a maca ou sobre a própria mesa cirúrgica. A partir deste momento, se iniciam as seguintes manobras:

1. O paciente é colocado lateralizado na mesa sobre o lado não afetadocom o apoio da equipe cirúrgica. O anestesiologista, geralmente, dá a permissão para começar a movimentação. Ele fica responsável em realizar ocontrole da cabeça e pescoço, principalmente quando o paciente está submetido à anestesia geral com sonda endotraqueal;

2. A equipe de enfermagem fica responsável em lateralizar o corpo do paciente de forma uniforme e em conjunto com o anestesiologista;

3. A estabilização do corpo deve ser feita com um cinto que passe pelo quadril, tórax ou pernas. A localização do cinto de segurança dependerá do local a ser operado. No lugar de algo específico como o cinto utiliza-se a fixação do corpo com esparadrapo largo (10 cm aproximadamente de largura), que é preso aos dois lados da mesa;

4. Coxins com formatos cilíndricos são colocados nas regiões dorsal e ventral para uma maior segurança do paciente e minimização do risco de deslocamento;

5. Travesseiros ou até pedaços de colchão caixa de ovo devidamente protegidos com lençol, fronha ou outro tecido devem ser colocados entre as pernas do paciente. As áreas entre os joelhos e maléolos, devido às proeminências ósseas, permanecerão separadas pelos insumos já citados;

6. As pernas do paciente, já com as proteções necessárias, ficarão ambas flexionadas, ou a perna que estiver em plano superior ficará estendida ou levemente estendida e a perna abaixo flexionada no quadril e joelhos;

7. A cabeça do paciente deverá estar alinhada com a coluna cervical. Para isso coxins em formato circular ("pudins"), travesseiros e até lençóis dobrados e macios são colocados sob a cabeça até uma altura que deixe ela, a coluna cervical e as vértebras torácicas no mesmo plano, ou seja, alinhadas;

8. Importante notar se os olhos do paciente permanecem fechados após a manipulação para a posição desejada, como também, a face, o nariz e a orelha, para que fiquem pressionadas ou dobradas de forma excessiva. Desta maneira, preveem-se lesões nos nervos da região facial e o aparecimento de pequenas úlceras por pressão;

9. Na cirurgia torácica o braço inferior pode ficar esticado e apoiado na braçadeira sem contato com a parte metálica da mesa operatória. O braço que ficará acima da cabeça, geralmente, permanece preso ao arco de narcose. Este corretamente protegido (muitos hospitais o envolvem com atadura de crepe) para evitar o contato do braço com a parte metálica novamente do arco.

Este braço lateral à parte torácica que será operada é flexionado ligeiramente no cotovelo e levantado sobre a cabeça do paciente, para elevar a escápula e oferecer bom acesso às costelas subjacentes, além de ampliar o espaço intercostal. Geralmente, o acesso venoso é feito no braço em posição inferior para se realizar as infusões de líquidos com reposições fisiológicas e medicamentos de via endovenosa.

FIGURA 9 - Posição lateral torácica

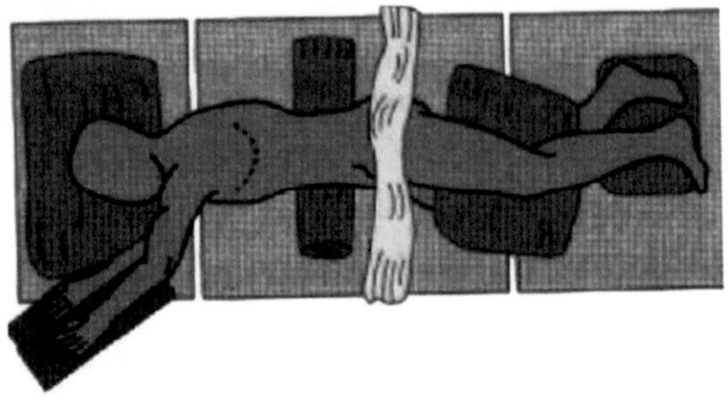

Fonte: Guido LA, Leite RCBO, Silveira CT. Posicionamento do paciente para o procedimento anestésico-cirúrgico. In: Carvalho R, Bianchi ERF. Enfermagem em centro cirúrgico e recuperação. Barueri: Manole; 2007. p. 190-217.

Na cirurgia da região renal o braço inferior permanece postado identicamente à cirurgia torácica. O braço superior (do lado à área operatória) fica apoiado, em muitos casos, paralelamente ou próximo ao braço inferior, porém apoiado na outra braçadeira e em uma altura rente ao ombro superior evitando uma hiperextensão neste membro superior;

A apresentação da região dos rins é realizada por flexão da mesa, que possui uma articulação que, ao ser manuseada, flexiona e eleva a décima segunda costela e a crista ilíaca. Outros recursos muito utilizados são os coxins em formato cilíndrico sob esta região. Eles podem ser de gel (polímero), espuma, lençol ou outro material que não seja muito rígido.

FIGURA 10 - Posição lateral renal

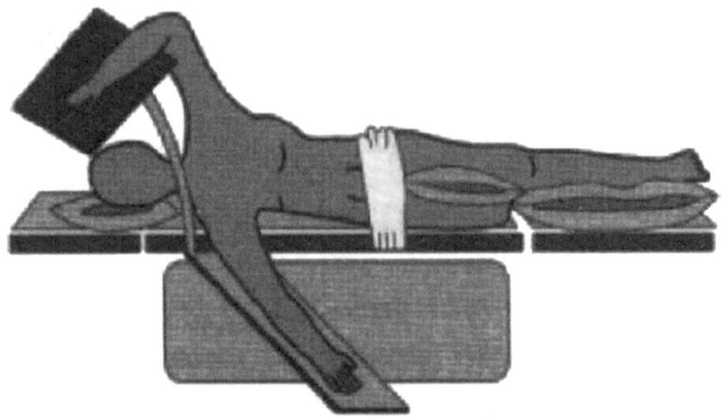

Fonte: Guido LA, Leite RCBO, Silveira CT. Posicionamento do paciente para o procedimento anestésico-cirúrgico. In: Carvalho R, Bianchi ERF. Enfermagem em centro cirúrgico e recuperação. Barueri: Manole; 2007. p. 190-217.

Tanto a movimentação para posicionar o paciente lateralmente quanto o seu retorno à posição dorsal são feitos de forma lenta e gradual para que oorganismo possa compensar as alterações fisiológicas. Durante estas etapas não só o anestesiologista, mas também a equipe de enfermagem, devem monitorar os parâmetros vitais, especialmente, a pressão arterial.

Na posição lateral da região dos rins a angulação aguda do corpo e o efeito da gravidade podem reduzir o retorno venoso ao lado direito do coração. A pressão no tórax inferior e o aumento da tensão na musculatura intercostal superior e lombar interferem na respiração intercostal.

Na posição lateral (tórax), em condições normais, o pulmão que fica em plano inferior é mais bem ventilado que o superior. Em indivíduos acordados há melhor contração do diafragma das regiões pulmonares que estiverem em plano inferior, levando a uma maior ventilação dessas áreas. Em situação de ventilação mecânica ou durante a anestesia, esse fato não ocorre.

Em contrapartida, a inclinação da parte superior da mesa cirúrgica para baixo coloca a traqueia e a boca em um nível mais baixo que os pulmões. Desta forma, possibilitando a saída das secreções brônquicas e dos líquidos da base dos pulmões. Os procedimentos mais comuns nesta posição e suas variações são: toracotomias, mediastinectomias, nefrectomias e colocação de prótese de quadril.

10. Mesa de Ortopedia

A mesa cirúrgica básica necessita de uma adaptação para esta posição. De uma forma geral a parte inferior dela é retirada e encaixada à mesa ortopédica. Ela oferece ao cirurgião o recurso da tração, que se faz necessário para facilitar a exposição da área a ser operada. A tração é muito importante na ortopedia, pois ela realinha ou coloca no lugar correto a estrutura óssea danificada, e em razão disto foi criada uma mesa ortopédica específica para determinados procedimentos cirúrgicos ortopédicos (fig. 11). Ela é obtida pela contenção da perna afetada em um dispositivo semelhante a uma bota bem acolchoada que está fixo à mesa ortopédica. A outra perna também permanece presa a um dispositivo semelhante.

FIGURA 11 – Mesa de ortopedia

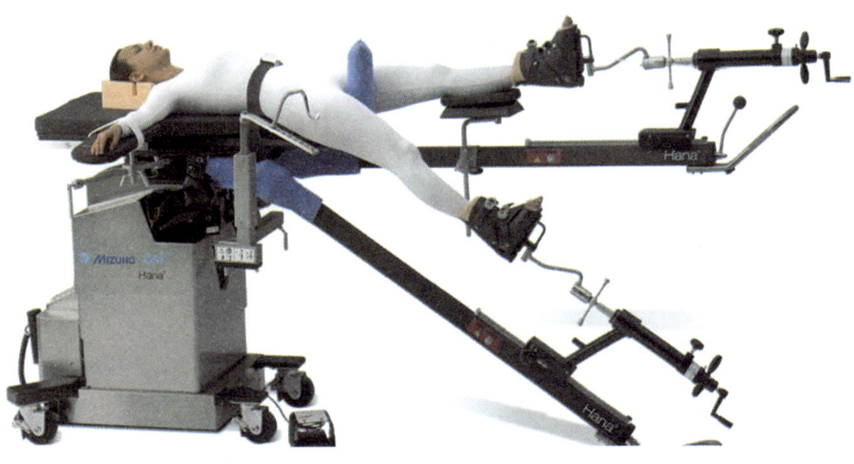

Fonte: http://www.markshould.com.br/cirurgica_principal.htm

A mesa ortopédica serve para procedimentos que envolvam fraturas do fêmur.

O paciente deve ser anestesiado na maca, pois a mesa está somente com metade do apoio para o paciente. Parte do quadril e os membros inferiores ficam suspensos presos na outra extremidade pelas botas da mesa ortopédica. Após o procedimento anestésico o paciente é transportado em bloco pela equipe multidisciplinar para a mesa já adaptada. Recomenda-se colocar a coluna vertical perineal já com as proteções (algodão ortopédico, atadura crepe e até acolchoamento) somente após o paciente encontrar-se deitado sobre a mesa ortopédica. A pressão da genitália na coluna perineal pode traumatizar os nervos pudendos. Mesas cirúrgicas mais modernas não utilizam-se mais desta coluna e sim de um suporte específico para a outra perna

Em seguida, o cirurgião faz as os ajustes necessários com relação à tração desejada e o tamanho do paciente. A disposição das mesas de instrumentais, aparelhos de monitorização, carrinho de anestesia, lixos e *hampers* dentro da sala cabe, na maioria das vezes, ao circulante.

O braço do lado a ser operado fica sobre o corpo do paciente apoiado pelo suporte de braço. O braço do lado oposto pode ficar em abdução e de preferência ter a infusão venosa instalado nele.

Existem variações destes posicionamentos, e estas ocorrem devido a alguma necessidade específica para a realização do procedimento ou necessidade do paciente.

CAPÍTULO 5

Tempo e Instrumental Cirúrgico

Tempo Cirúrgico

Diérese

Neste tempo cirúrgico há a abertura de tecidos do corpo por planos. Neste momento são usadas lâminas de bisturi, serra, tesoura, rugina, cisalha, costótomo, bisturi elétrico, osteótomo e/ou goiva.

As principais manobras realizadas neste tempo são:

- Incisão;
- Secção;
- Divulsão;
- Punção;
- Dilatação;
- Serração.

Hemostasia

É o processo que consiste em impedir, deter ou prevenir o sangramento, podendo ser feito simultâneo ou individualmente por meio de:

- Pinçamento;
- Garroteamento;
- Ação farmacológica;
- Parada circulatória com hipotermia ou oclusão endovenosa Ligadura;
- Cauterização;
- Sutura;
- Obturação;
- Tamponamento;
- Grampeamento.

Este tempo cirúrgico ultrapassa os limites do ato operatório. É de suma importância na evolução normal da ferida, pois evita infecção e deiscência da cicatriz, afastando, assim, a reoperação para drenagem de hematomas e abscessos.

Exérese
(Cirurgia propriamente dita):

- Neste momento é realizado o procedimento de fixação, reparação ou extirpação de alguma parte do organismo. Possui caráter curativo, paliativo, estético, corretivo, ou diagnóstico.

Síntese

- Neste momento será realizada a aproximação final dos tecidos por planos seccionados, desde o foco da cirurgia até o tecido cutâneo. O objetivo da síntese é a manutenção da contiguidade dos tecidos, facilitando as fases iniciais do processo de cicatrização, a fim de que a continuidade tecidual possa ser restabelecida. Neste tempo cirúrgico, utilizam-se agulhas, fios, porta agulhas, pinças e grampos.

Instrumentais Cirúrgicos por Tempo Cirúrgico

Instrumentos de diérese

Por diérese entendemos serem as manobras cirúrgicas que dividem os tecidos.

BISTURI

O bisturi clássico, denominado escalpelo (lat. scalpellu) ou bisturi de lâmina fixa é pouco usado nos dias de hoje; deu lugar aos cabos de bisturi que utilizam lâminas descartáveis. Os cabos mais utilizados são: 1. Cabo nº 3 - Utiliza lâminas menores, que possibilitam incisões mais críticas, delicadas (nº 10, 11, 12, 15). 2. Cabo nº 4 - Utiliza lâminas maiores, são mais usados em procedimentos maiores (nº 20, 21, 22, 23, 24, 25).

FIGURA 12: Cabos de Bisturi 3 e 4

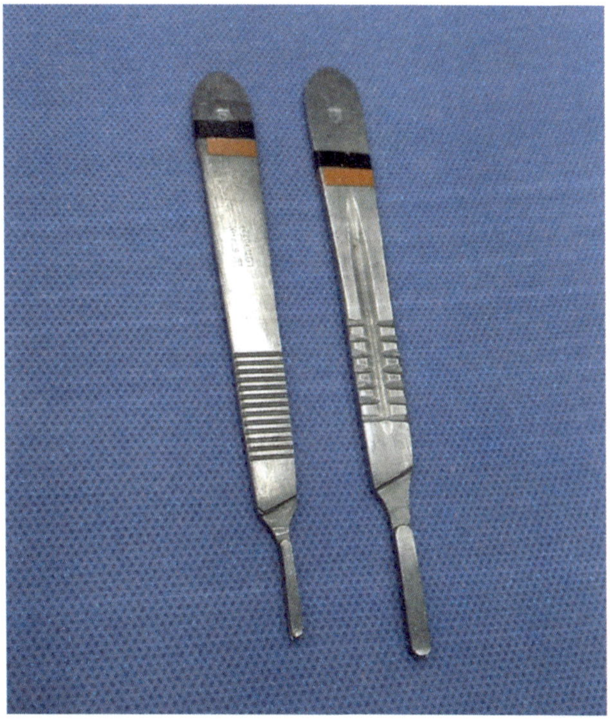

FIGURA 13: Bisturi de lâmina removível ou móvel

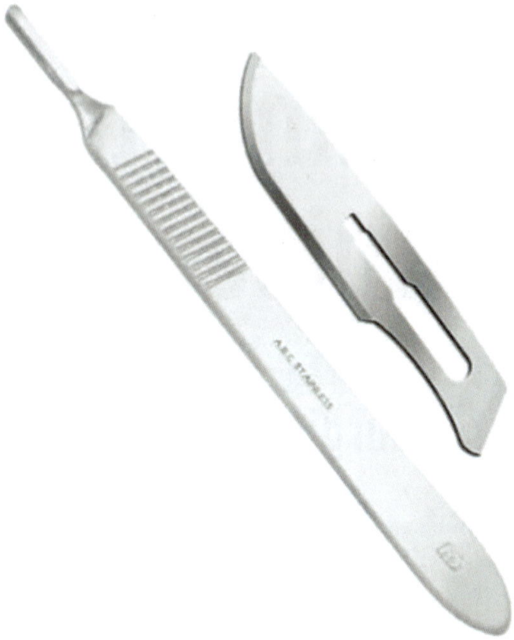

FIGURA 14: Lâmina para cabo 3

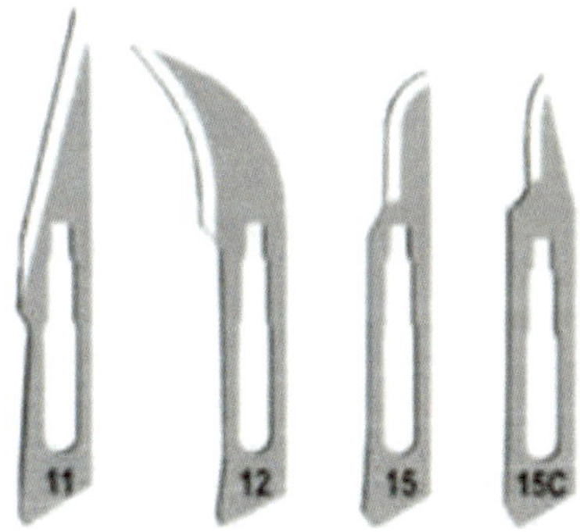

FIGURA 15: Lâmina para cabo 4

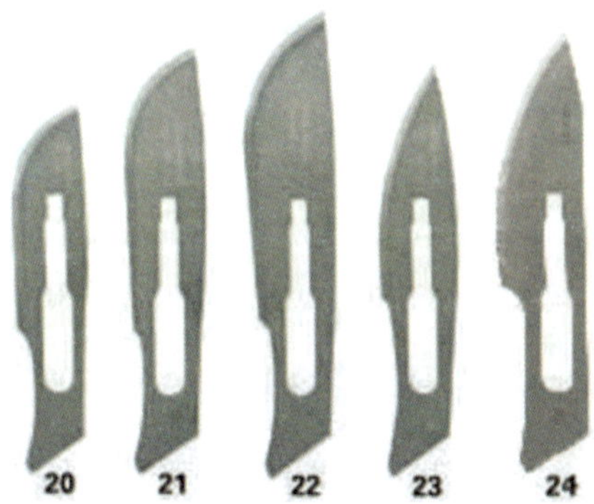

TESOURAS

As tesouras são instrumentos de diérese que separam os tecidos por esmagamento, os tecidos são esmagados entre as lâminas que as compõem. Isto significa que, quanto mais crítico for o contato entre as duas bordas, menor será o trauma, o que vale dizer que será mais afiada. As tesouras podem ser utilizadas para diérese incruenta, quando são introduzidas fechadas nos tecidos e, em seguida, retiradas abertas. Neste caso, quem separa os tecidos é o lado rombo da lâmina, proporcionando uma dissecção também romba. A despeito de poderem ser denominadas pelo nome de seus idealizadores, geralmente as tesouras são classificadas de acordo com a forma das extremidades de suas lâminas, que podem ser Rombas ou Finas.

Das suas possíveis combinações, derivam as tesouras: Romba-Romba (RR), Fina-Fina (FF) e Romba-Fina (RF).

Estes instrumentos são encontrados nas versões Reta (R) e Curva (C).

Na rotina cirúrgica são usadas as tesouras de MAYO, na versão RRR, para fáscias e corte de fios. Também as tesouras de Metzenbaum, para a diérese mais delicada de tecidos e que, por serem mais longas e finas, são bem utilizadas em cavidades, alcançando estruturas mais profundamente situadas.

FIGURA 16: Tesouras curvas

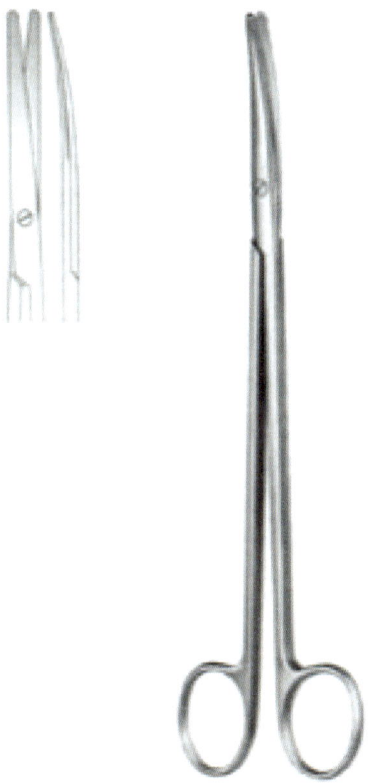

FIGURA 17: Tesouras retas

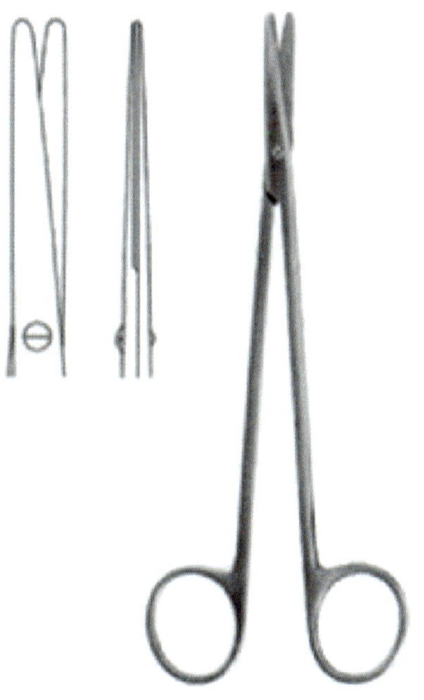

FIGURA 18: Tesoura Metzenbaum

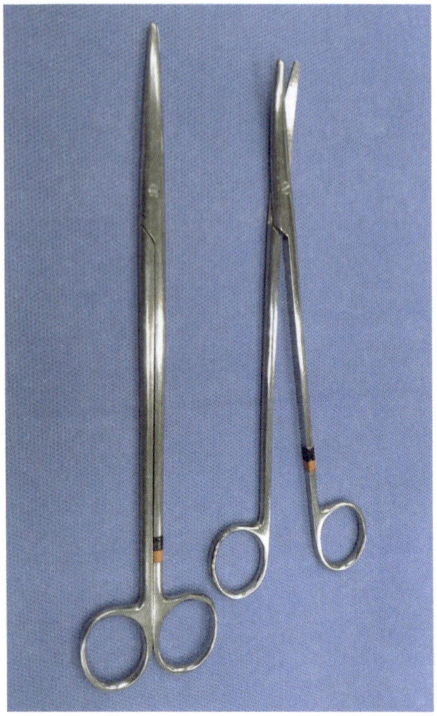

FIGURA 19: Tesoura de Mayo-Stille

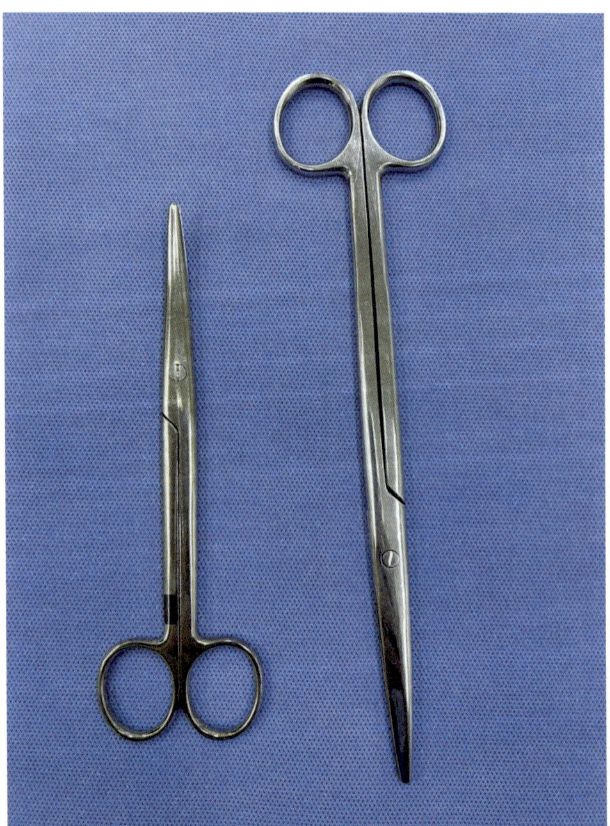

FIGURA 20: Tesoura angulada com ponta fina

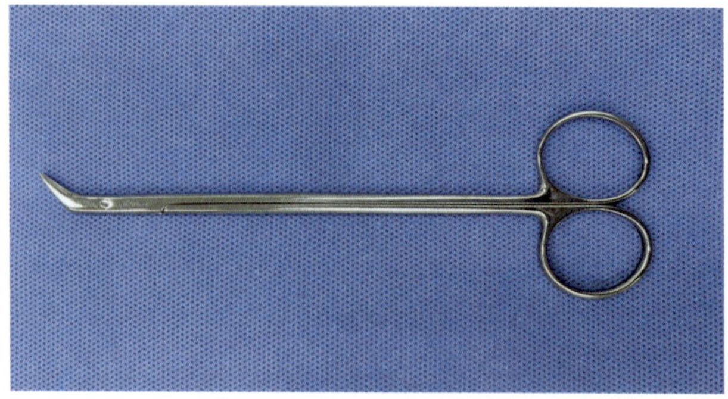

FIGURA 21: Tesoura cortadora de fio de aço

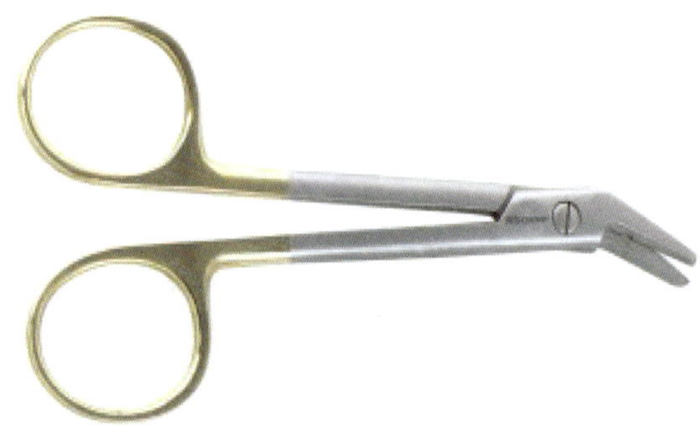

Instrumentos de Hemostasia

A hemostasia temporária pode ser executada, no decorrer da cirurgia, com instrumentos prensores, dotados de travas, denominados pinças hemostáticas. Prendem a extremidade do vaso seccionado até que a hemostasia definitiva seja feita, geralmente por ligadura feita com fios. Na medida do possível, devem pinçar apenas o vaso, com um mínimo de tecido adjacente. Também levam os nomes dos seus criadores; sendo muito semelhantes entre si, diferindo em pequenos detalhes. São diferenciadas, quase sempre, pelo desenho e ranhuras da parte interna de seus ramos prensores. As pinças hemostáticas mais frequentemente utilizadas na nossa rotina são:

PINÇA DE CRILE

Possui ranhuras transversais em toda a extensão da sua parte prensora. Isto lhe confere utilidade também no pinçamento de pedículos, quando a pinça é aplicada lateralmente, não sendo utilizada a extremidade. Por ser totalmente ranhurada, não desliza, fixa-se muito bem às estruturas que compõem o pedículo. Tamanhos variam entre 14 a 16 cm, nas versões reta ou curva.

FIGURA 22: Pinça de Crile

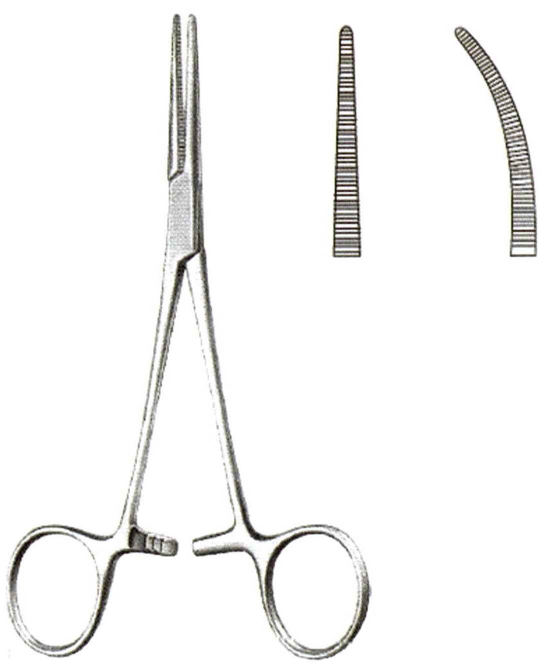

PINÇA DE KELLY

Em quase tudo é semelhante à de Crile, com exceção das ranhuras da sua parte prensora, que ocupam apenas 2/3 da sua extensão, com pequenas variações para mais ou para menos dependendo do fabricante. Tamanhos variam de 14 a 16 cm, versões reta ou curva.

FIGURA 23: Pinça Kelly

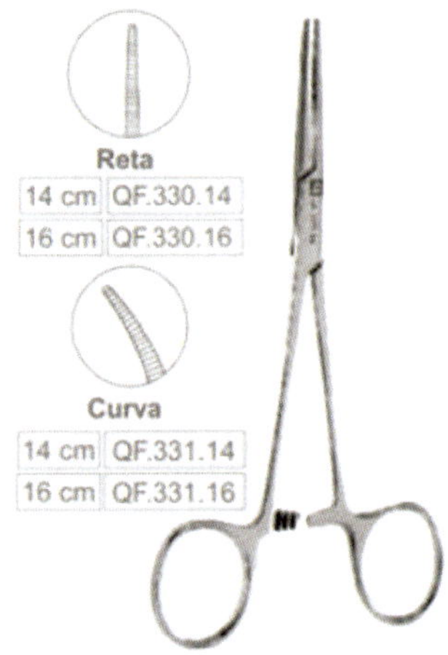

PINÇA HALSTED (PINÇA MOSQUITO)

Pinça hemostática pequena, de ramos prensores delicados. É usada muito bem para pinçamento de vasos de menor calibre, pela sua precisão. São muito utilizadas em cirurgias menores. Como a pinça de Crile, é totalmente ranhurada na parte prensora. Geralmente são utilizadas pinças de 12 cm, mas há uma variante denominada hartmann-halsted, que possui de 8 a 10 cm. Encontradas nas versões reta ou curva.

FIGURA 24: Pinça Halsted

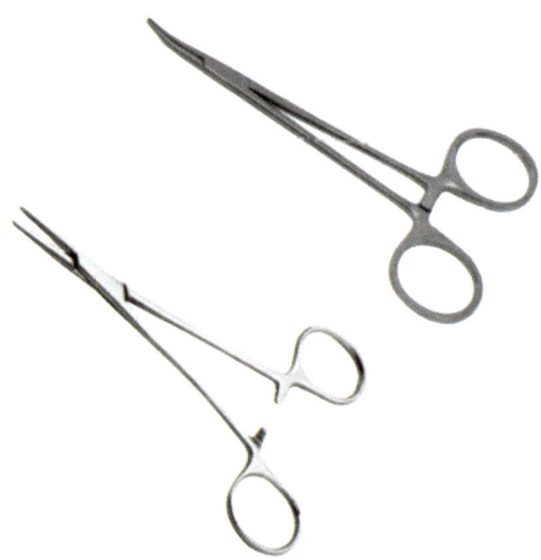

PINÇA KOCHER

De forma semelhante às pinças Crile, as pinças Kocher têm a face interna da sua parte prensora totalmente ranhuradas no sentido transversal. Diferem por possuírem "dente de rato" na sua extremidade, o que se por um lado aumenta muito a sua capacidade de prender-se aos tecidos, por outro a torna muito mais traumática. São apresentadas em tamanhos variados, retas ou curvas.

FIGURA 25: Pinça Kocher

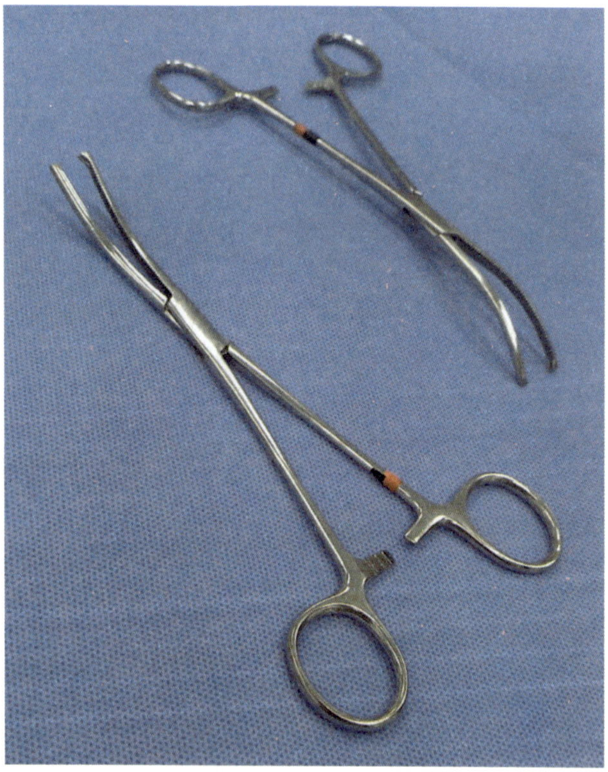

PINÇA BABCOCK

Pinça com 16 a 24 cm de comprimento, comumente usada em cirurgia intestinal. Pouco traumática, com pouca compressão dos tecidos. Esta pinça tem os mesmos usos das pinças de Allis. Difere destas por apresentar fenestração na parte preensora e por não possuir dentes

FIGURA 26: Pinça Babcock

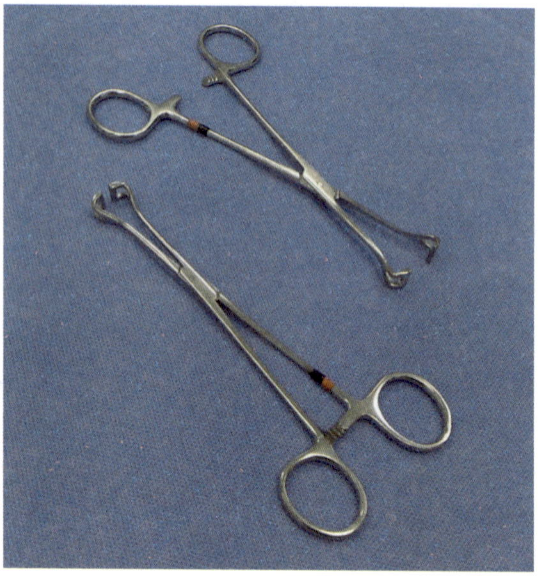

PINÇA DUVAL

Apresenta extremidade distal semelhante ao formato de uma letra "D", com ranhuras longitudinais ao longo da face interna de sua ponta. Por apresentar ampla superfície de contato, é utilizada em diversas estruturas, a exemplo das alças intestinais. Tem de 18 a 25 cm de comprimento

FIGURA 27: Pinça Duval

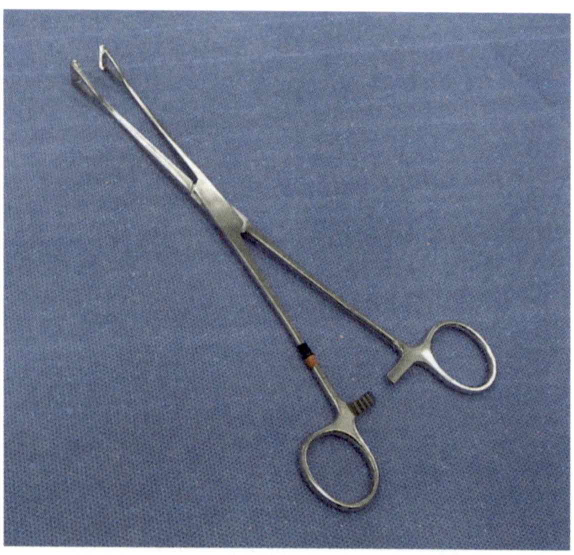

PINÇA FOERSTER

Pinças retas ou curvas, com 18 a 25 cm de comprimento, longas, usadas como transportadoras de gazes para curativos em profundidade e para preensão de vísceras ocas.

FIGURA 28: Pinça Foerster

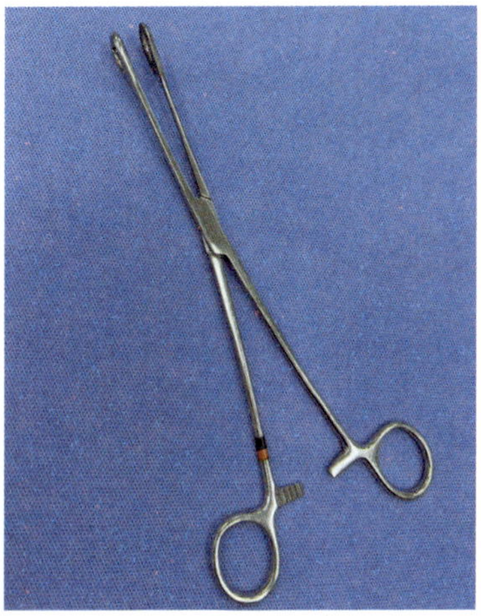

PINÇA COLLIN OVAL

Pinça de 16 a 23 cm de comprimento, em forma de coração. Pode ser utilizada em preensão de tecidos e como pinça de antissepsia.

FIGURA 29: Pinça Collin Oval

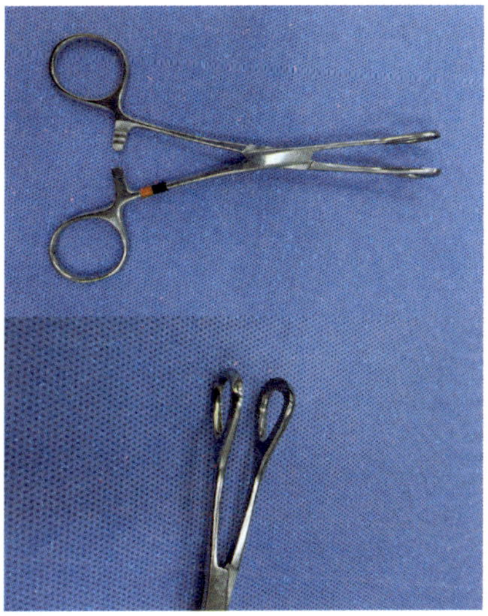

PINÇA ROCHESTER

Características: serrilhado total, forte, grosseiro e grande. Possui a capacidade de preensão de vasos e massas.

FIGURA 30: Pinça Rochester

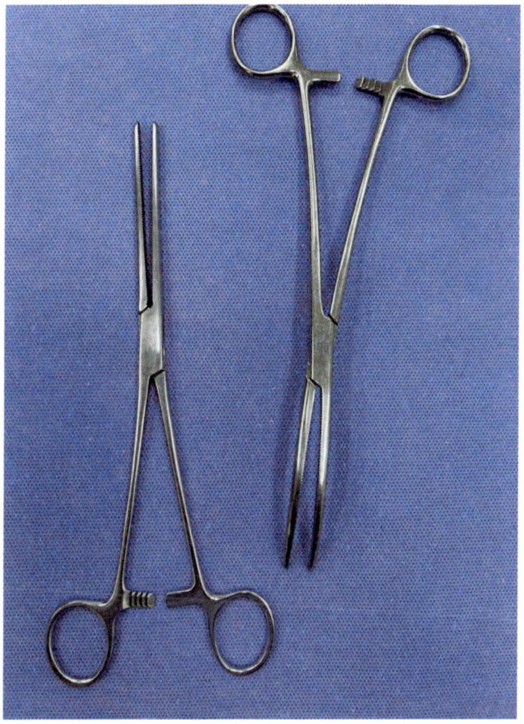

PINÇA WALSHAM

Muito utilizada para cirurgias do septo nasal

FIGURA 31: Pinça Walsham

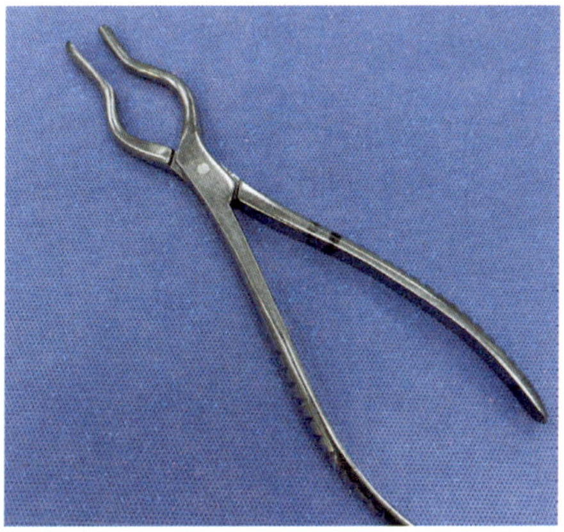

PINÇA KOCHER ATRAUMÁTICA INTESTINAL

Pinça gastrointestinal longa utilizada nas técnicas de ressecção de segmentos do tubo digestivo para evitar a passagem de secreções para a área que está sendo manuseada. Adicionalmente, determina hemostasia temporária nos vasos da paredes dos órgãos

FIGURA 32: Pinça Kocher

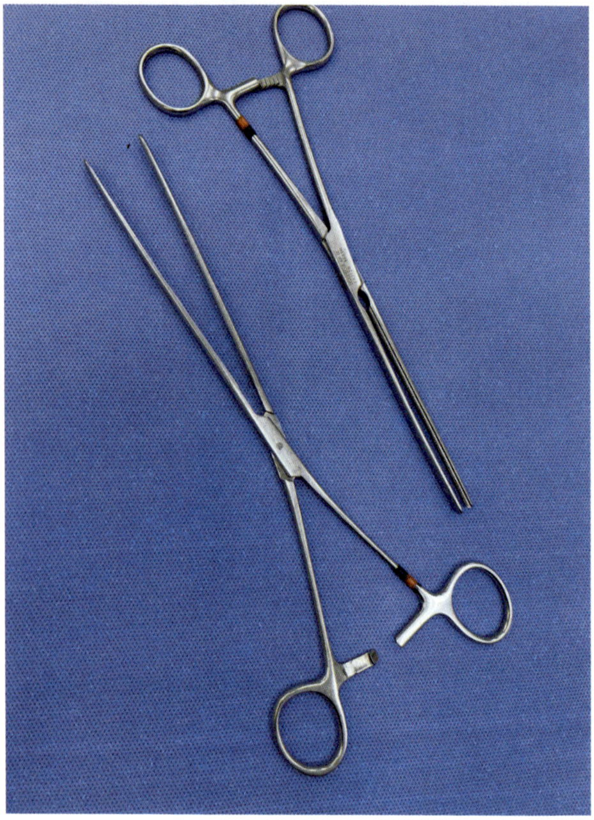

PINÇA MIXTER

Pinça conhecida também como pinça em "J", de ponta angulada, serrilhado transversal na metade distal da garra, com 18 a 35 cm de comprimento. É largamente utilizada na passagem de fios ao redor de vasos para ligaduras, assim como na dissecção de vasos e outras estruturas, como no trabalho em pedículos hepático, renal e pulmonar.

FIGURA 33: Pinça Mixter

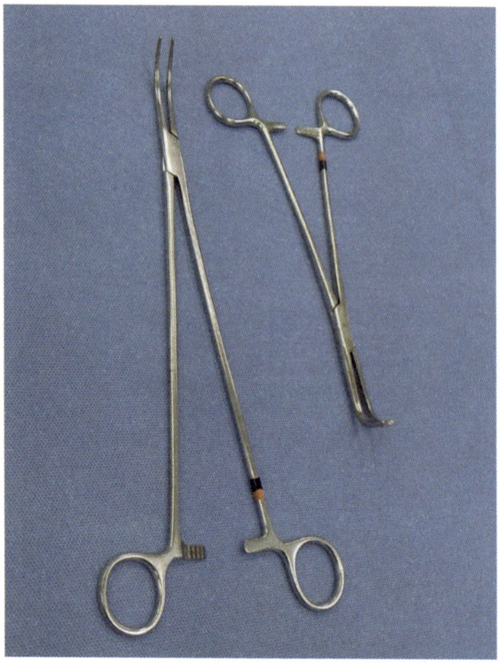

PINÇA POZZI: USADA EM OPERAÇÕES GINECOLÓGICAS (UTERINAS)

FIGURA 34: Pinça Pozzi

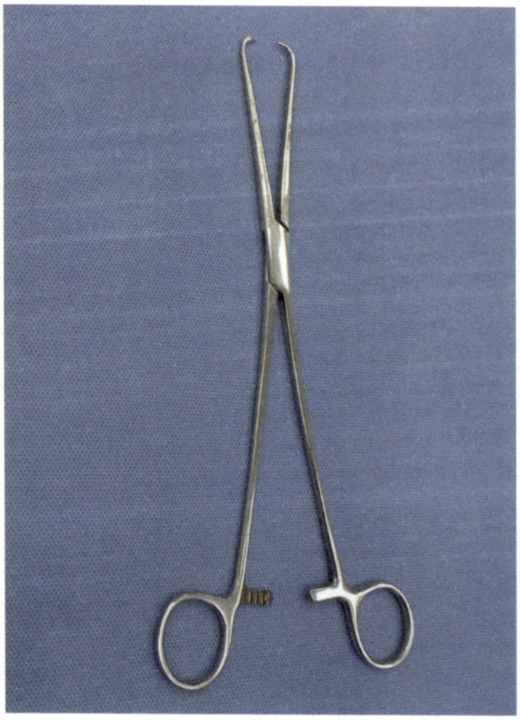

PINÇA CHERON

A pinça de Cheron é utilizada para realização da antissepsia do paciente por possuir hastes longas, assegurando que o instrumentador não se contamine. Apresenta cremalheiras e angulação em suas hastes. As garras são ligeiramente ovais e com ranhuras para a fixação das gazes. Usada como transportadora de gazes para curativos em profundidade

FIGURA 35: Pinça Cheron

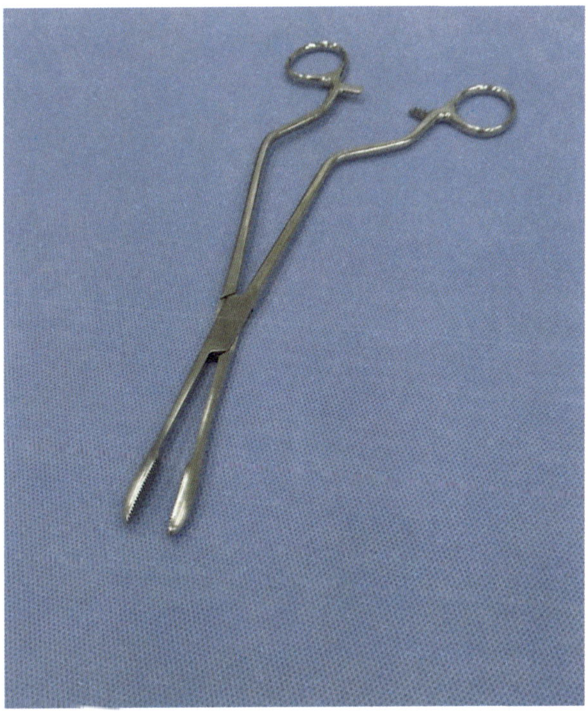

Campo Operatório

As pinças de campo operatório, ou simplesmente PINÇAS DE CAMPO, têm por finalidade fixar os panos de campo, fenestrados ou não, à pele do paciente, para impedir que a sua posição seja alterada durante o trabalho.

As mais comuns são as pinças de BACKHAUS, sendo que as de ROEDER possuem pequena "esfera" no meio de cada ramo perfurante, para limitar a profundidade da perfuração. As pinças de JONES, não possuem, como as anteriores, argolas para apreensão, sendo aplicadas usando-se apenas polegar e indicador.

FIGURA 36: Pinça de Backhaus

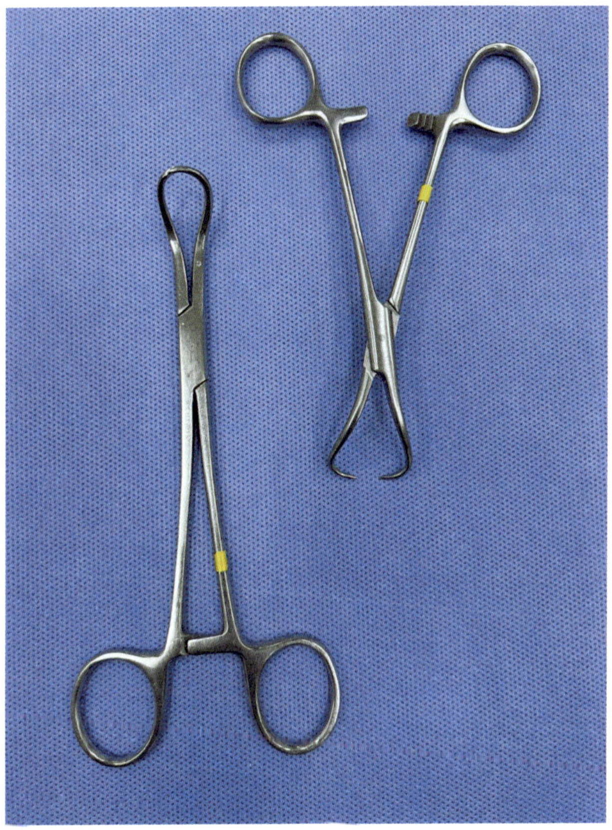

FIGURA 37: Pinça de Jones

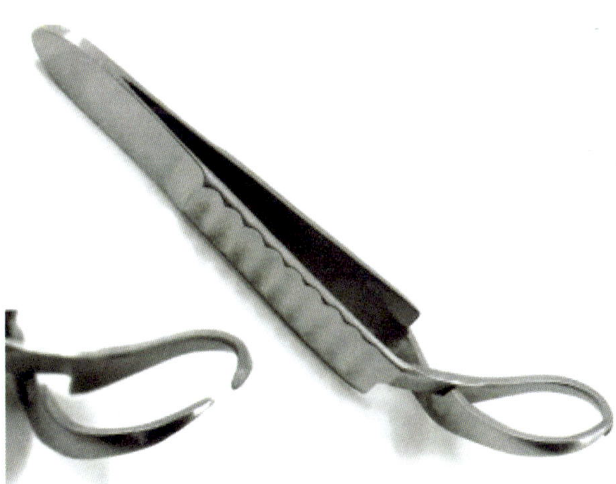

FIGURA 38: Pinça de Roeder

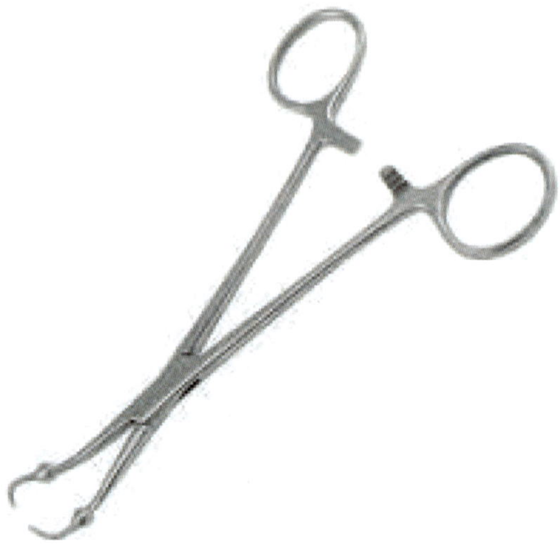

PINÇA DE ALLIS

Um pinça muito utilizada na preensão de tecidos, com mínima lesão, é a pinça de ALLIS. Sua porção prensora possui hastes que não se tocam, com exceção das extremidades, curvadas uma em direção à outra e com dentículos. Isto explica serem menos traumáticas.

FIGURA 39: Pinça de Allis

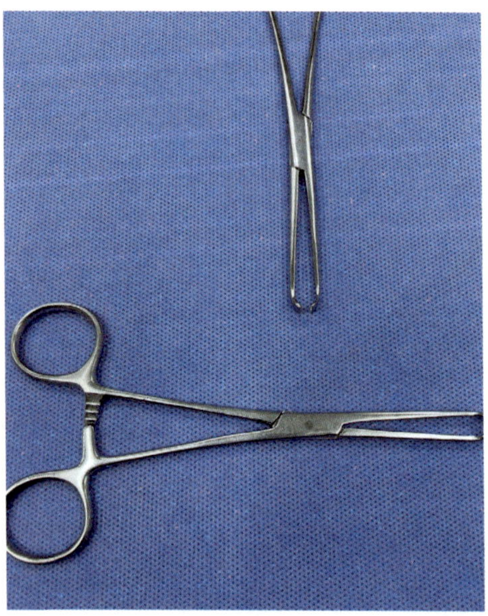

PINÇA DE DOYEN

As pinças intestinais, também denominadas coprostáticas, de DOYEN, são muito longas, com a parte prensora em forma de lâminas, flexíveis. A largura e elasticidade das suas lâminas distribuem melhor a compressão, evitando maiores traumas nas alças intestinais. São imprescindíveis nas ressecções intestinais, nas enteranastomoses. Pode ser reta ou curva.

FIGURA 40: Pinça de Doyen

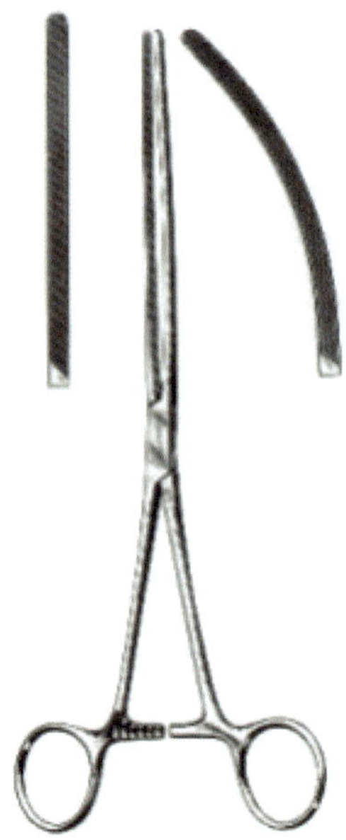

Instrumento Auxiliare

Instrumental auxiliar é aqueles que não interfere diretamente na ação, apenas cria condições propícias para a atuação de outros instrumentos.

Inclui as PINÇAS DE DISSECÇÃO, com e sem dente, cuja função é imobilizá-los para que sejam seccionados ou suturados. Também aqui estão incluídos os AFASTADORES, que como o nome indica, afastam e retêm os tecidos ou órgãos para facilitar e mesmo possibilitar acesso cirúrgico.

Os afastadores mais simples são os de FARABEUF e U.S. ARMY, constituídos basicamente de uma lâmina metálica dobrada no formato da letra "C". Um pouco mais elaborados são os afastadores de VOLKMANN, que podem ser dotados de duas a seis garras, rombas ou agudas, na extremidade que retém os tecidos. São utilizados pelo assistente, que facilita as manobras do cirurgião, ficando, por isto, com as mãos ocupadas.

Para contornar este inconveniente, há os afastadores autoestáticos que, ao serem aplicados às bordas da parede, e mantêm as estruturas afastadas por si só. São geralmente empregados nas cirurgias torácicas e abdominais Estes afastadores têm custo mais elevado, em decorrência da complexidade da sua construção, como os de FINOCHIETTO, GOSSET E BALFOUR. São muito úteis quando não se dispõe de assistente para auxiliar na cirurgia.

FIGURA 41: Afastador Farabeuf

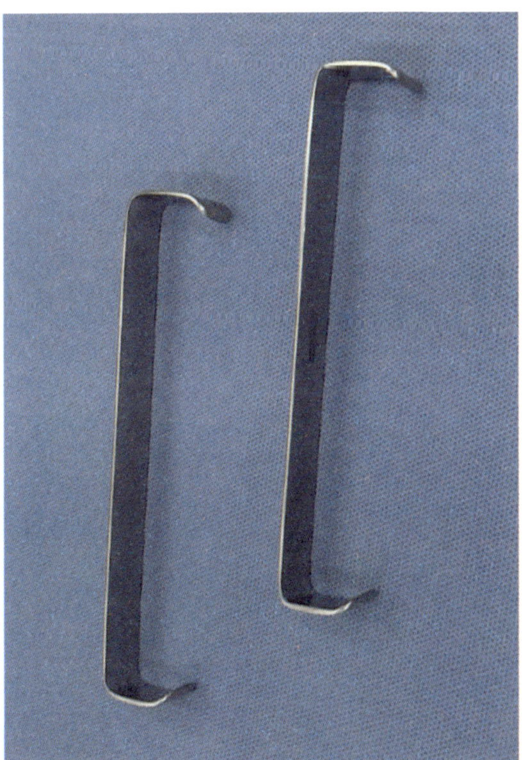

FIGURA 42: Afastador U.S Army

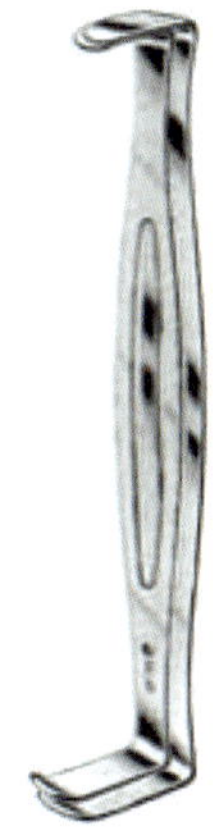

FIGURA 43: Afastador Volkman

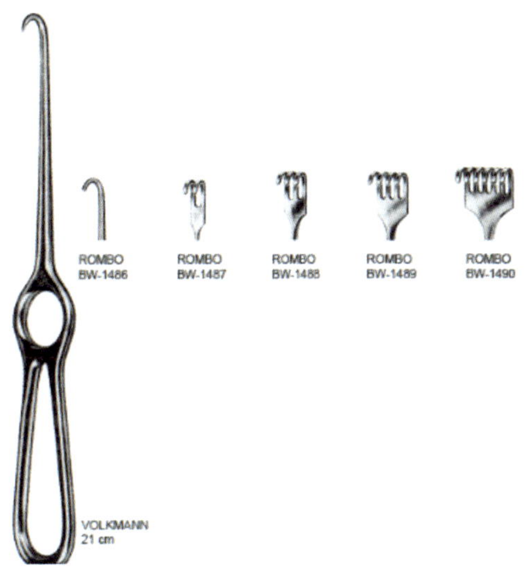

FIGURA 44: Afastador de Finochietto

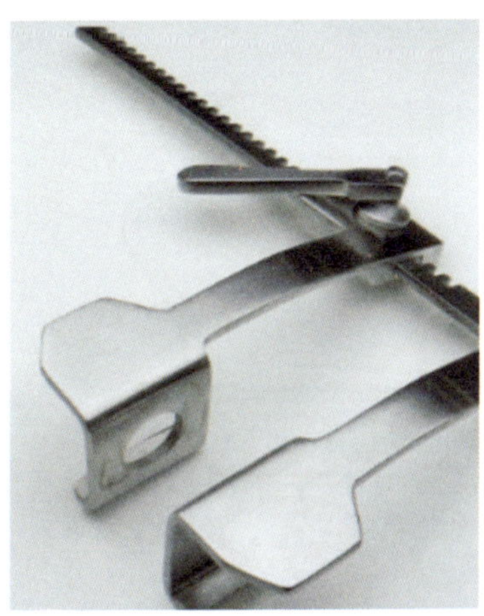

FIGURA 45: Afastador de Gosset

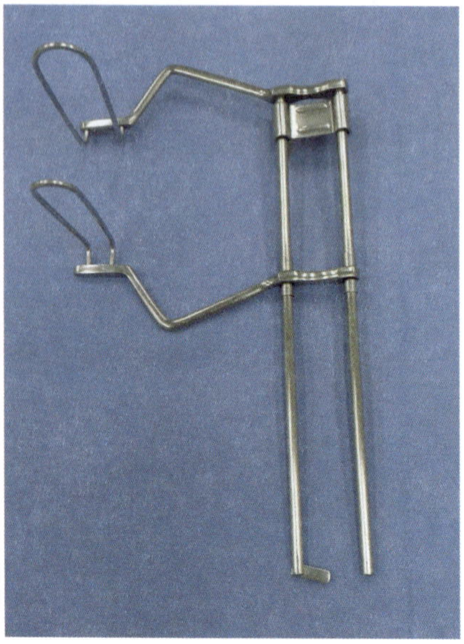

FIGURA 46: Afastador de Deaver

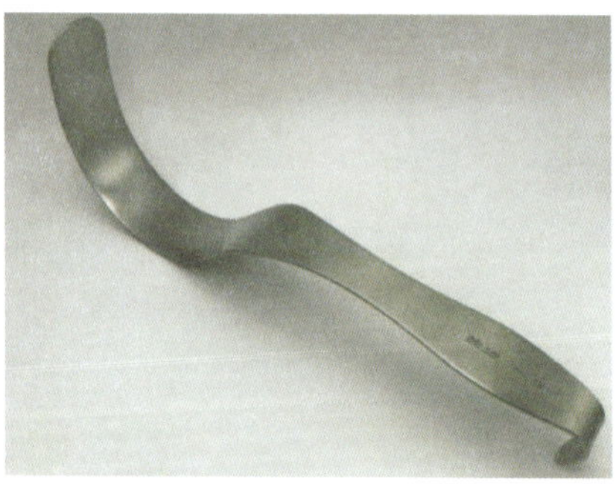

FIGURA 47: Afastador de Balfour

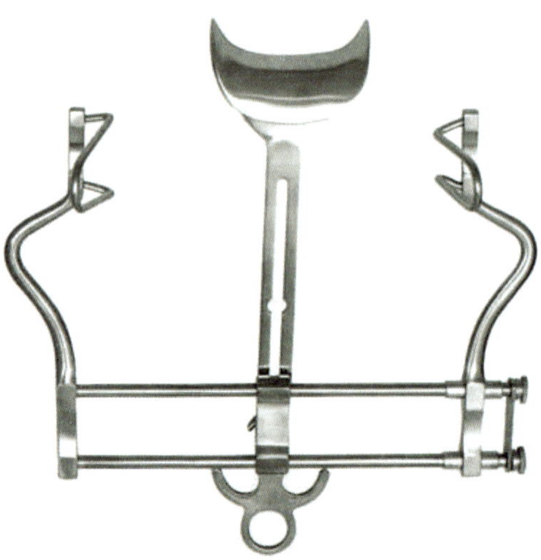

FIGURA 48: Espátula Haberer (maleável)

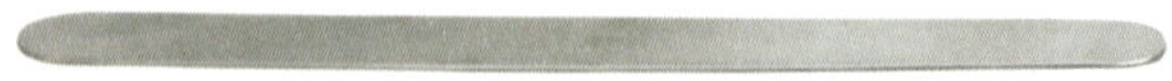

Por ser flexível, é adaptável a qualquer necessidade operatória. Pode também servir de proteção das vísceras durante suturas na parede da cavidade abdominal.

VÁLVULA DE DOYEN

Por apresentar-se em ângulo reto e ter ampla superfície de contato, a válvula é utilizada primordialmente em cirurgias abdominais. É fabricada em diversos tamanhos e pode ser utilizada sozinha ou auxiliando outros afastadores.

FIGURA 49: Válvula de Doyen

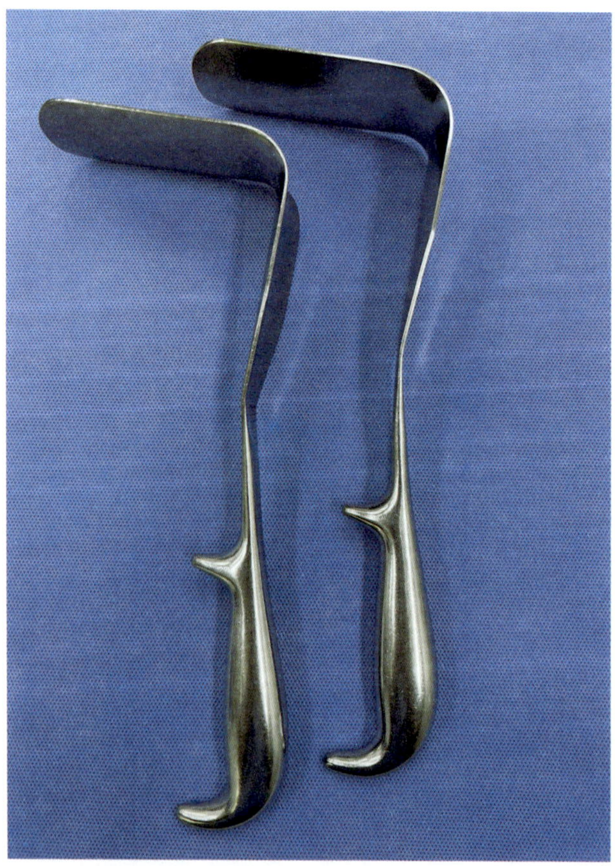

Instrumentos de Síntese

Estes instrumentos são os responsáveis pelas manobras de fechamento da ferida cirúrgica, através da aplicação de suturas. Para isto são utilizadas agulhas e pinças especiais para conduzi-las denominadas PORTA-AGULHAS. Embora haja porta-agulhas muito delicados para a preensão de agulhas pequenas, uma característica destes instrumentos é a robustez da sua parte prensora, bastante diferenciada das pinças hemostáticas. São fundamentais para a confecção das suturas, uma vez que a maioria das agulhas é curva e os espaços cirúrgicos são exíguos. Somente as agulhas retas e as de conformação em "S" dispensam o seu uso. Os porta-agulhas mais utilizados são os de MAYO-HEGAR e de MATHIEU.

MAYO-HEGAR

O porta agulhas de Mayo-Hegar é semelhante às pinças hemostáticas clássicas, é preso aos dedos pelos anéis presentes em suas hastes e possui cremalheira para travamento, em pressão progressiva. Porém a sua parte prensora é mais curta, mais larga e na sua parte interna as ranhuras formam um reticulado com uma fenda central, no sentido longitudinal. São artifícios para aumentar a sua eficiência na imobilização da agulha durante a sutura, impedindo sua rotação quando a força é aplicada. Se os ramos prensores forem revestidos de metal duro (tungstênio) não apresentarão fenda longitudinal. Embora a facilidade ou dificuldade no fechamento e abertura possam estar relacionadas com a têmpera e a qualidade do aço com que são produzidos, teoricamente sua manipulação é mais suave nos instrumentos que possuem hastes mais longas. Neste caso a aplicação da força está mais distante do eixo de articulação dos ramos, fazendo um movimento de alavanca mais eficiente, como nos ensina a Física.

FIGURA 50: Porta-agulhas Mayo-hegar

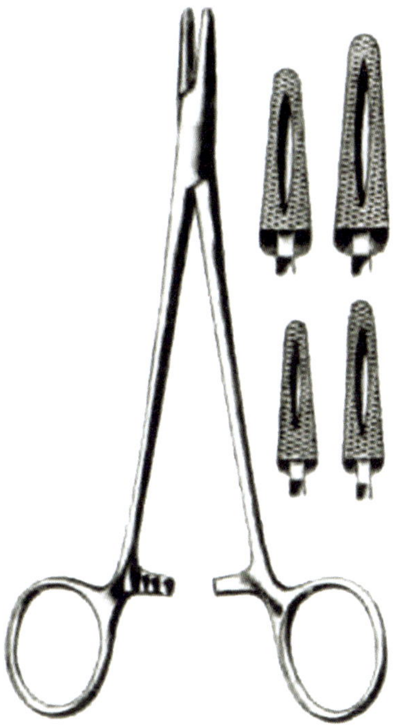

MATHIEU

O porta-agulhas de Mathieu difere muito do anterior na sua forma, por não possuir anéis nas hastes tem a abertura da parte prensora limitada, pois há uma mola em forma de lâmina unindo suas hastes, o que faz com que fique automaticamente abertos quando não travado. São utilizados presos à palma da mão, o que os fazem abrir se inadvertidamente for empregada força excessiva durante a sua manipulação. Sua melhor indicação seria para sutura de estruturas que oferecem pouca resistência à passagem da agulha. Um bom indício disto é que não possuem a fenda longitudinal que aumenta o apoio da agulha.

FIGURA 51: Porta-agulhas Mathieu

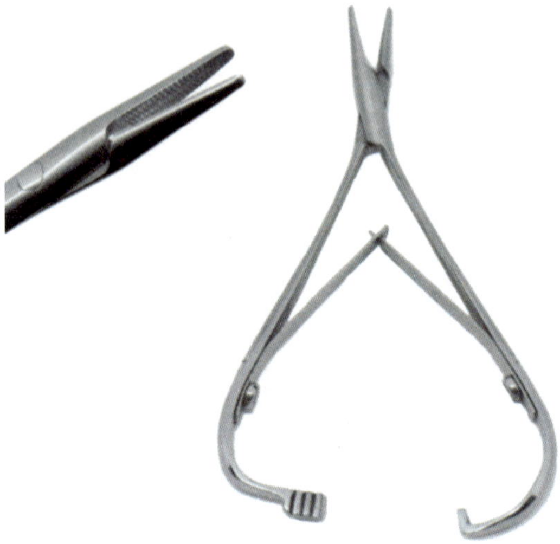

OLSEN-HEGAR

O porta-agulhas de OLSEN-HEGAR tem como característica reunir, num só instrumento, as funções do porta-agulhas e da tesoura para corte dos fios. Abaixo da porção que prende agulha há as lâminas que cortam os fios. Durante a confecção do nó instrumental, ocasionalmente o fio pode se interpor às lâminas, sendo cortado de forma acidental, motivo pelo qual muitos evitam seu uso.

FIGURA 52: Porta-agulhas OLSEN-HEGAR

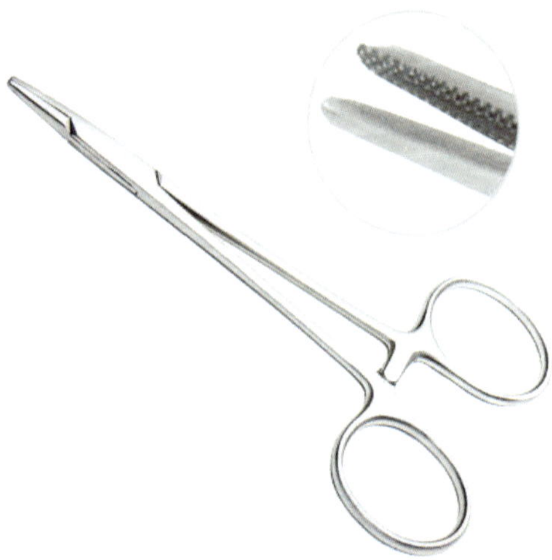

GILLIES

O porta-agulhas de GILLIES possui anéis nas hastes, que são assimétricas: a mais longa para o dedo anular e a mais curta para o polegar, o que lhe confere maior ergonomia. Não possui cremalheira para travar as hastes, o que indica ser o seu emprego mais adequado para sutura com agulhas pequenas, em tecidos mais brandos.

FIGURA 53: Porta-agulhas Gillies

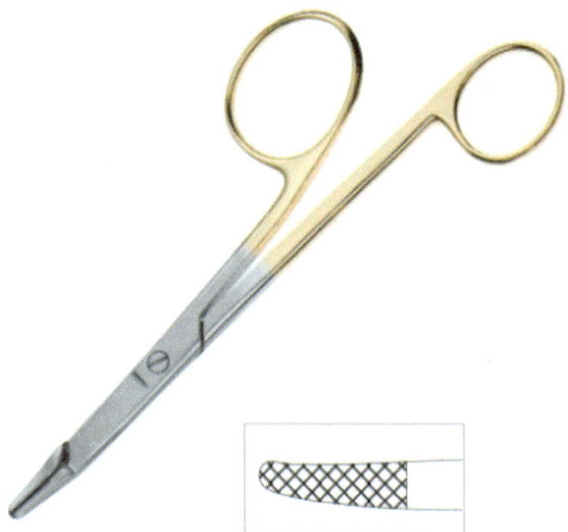

FIO DE SUTURA (AGULHADO)

FIGURA 54: Fio de sutura agulhado

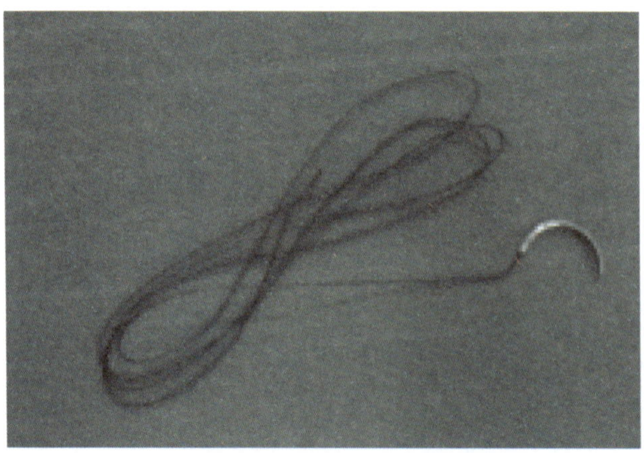

PINÇA ADSON BROWN

A pinça de Adson apresenta-se reta ou com ponta angulada e serrilhada, com múltiplos microdentes e tem 12 cm de comprimento. Por apresentar uma extremidade distal estreita e, dessa forma, uma menor superfície de contato, é utilizada em cirurgias mais delicadas, como as pediátricas.

FIGURA 55: Pinça Adson Brown

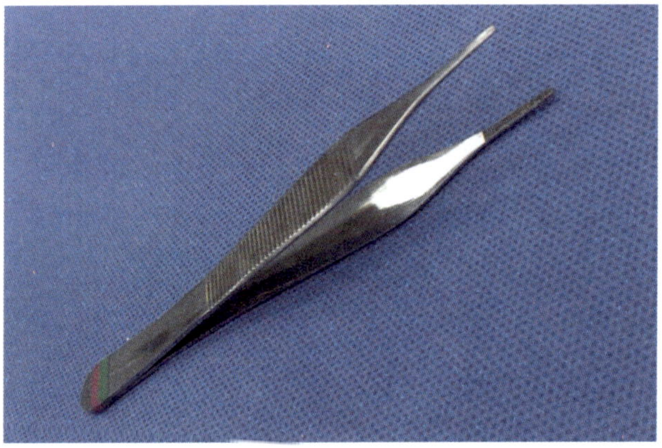

PINÇA ANATÔMICA COM DENTE OU SEM DENTE

Semelhante à pinça de dissecção, apresenta dentes em sua extremidade. É utilizada na preensão de tecidos mais grosseiros, como plano muscular e aponeurose. Tem de 10 a 30 cm de comprimento.

FIGURA 56: Pinça Anatômica sem dente

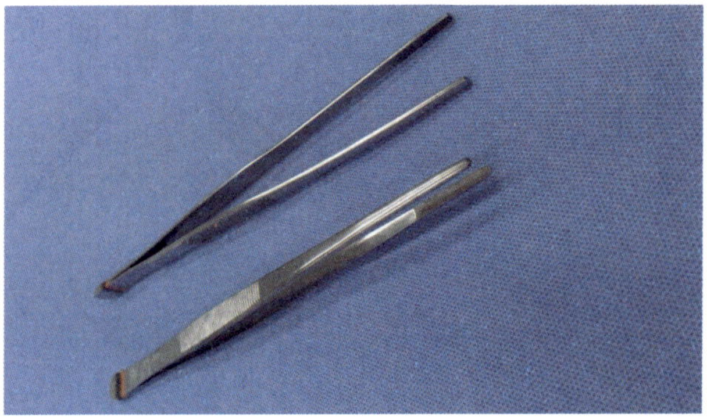

Agulhas

As agulhas cirúrgicas clássicas têm as formas de segmentos (¼, ⅜, ½, e ⅝) de circunferência. As mais "abertas", ¼ e ⅜ de circunferência, são melhor empregadas em áreas que permitem maior liberdade de movimentos, como nas dermorrafias.

FIGURA 57: Estrutura da agulha

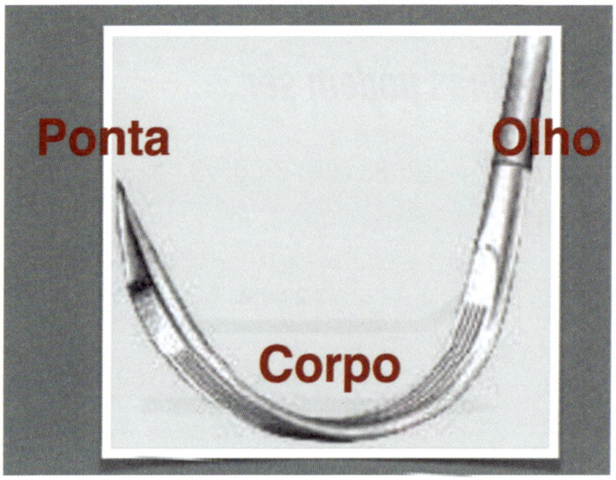

As mais "fechadas", ½ e ⅝ de circunferência, têm melhor desempenho em espaços de trabalho mais exíguos, como, por exemplo, dentro de cavidades. Para isto, o cirurgião imprime na agulha, presa ao porta-agulhas, um movimento de pronação-supinação mais acentuado, fazendo com que ela gire dentro do limite do seu raio.

O terço anterior das agulhas geralmente tem seção transversal cilíndrica ou triangular, o que nos permite compará-lo ou a um longo cone ou a uma longa pirâmide de base triangular. No primeiro caso, a agulha penetra gradativamente nos tecidos sem lacerações. No segundo, à medida que progride, corta-o com suas três arestas. Isto facilita a sutura, mas traumatiza mais. Por isto reservamos as agulhas cilíndricas para os órgãos mais brandos e bem irrigados como o estômago, útero, intestinos.

Os mais densos e resistentes, como a pele, são suturados com agulhas cortantes. As agulhas retas e mistas (retas com extremidade curva) são pouco utilizadas na rotina. Porém, as agulhas com formato "S", a despeito de serem muito traumáticas, facilitam o trabalho, dispensando o uso do porta-agulhas. Foram concebidas originalmente para utilização em medicina legal (necropsias), daí serem também denominadas "agulhas post mortem". Cada vez mais utilizamos agulhas que já vêm montadas com fios, descartáveis, o que significa menos trauma para os tecidos.

As agulhas podem ser...

FIGURA 58: Agulhas reta e curva

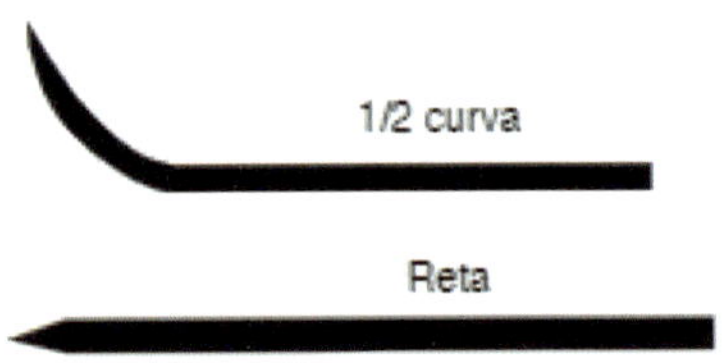

TIPOS DE PONTAS

PONTA CILÍNDRICA E PONTA CORTANTE

FIGURA 59: Agulhas cilíndricas e cortantes (para pele e tecidos espessos)

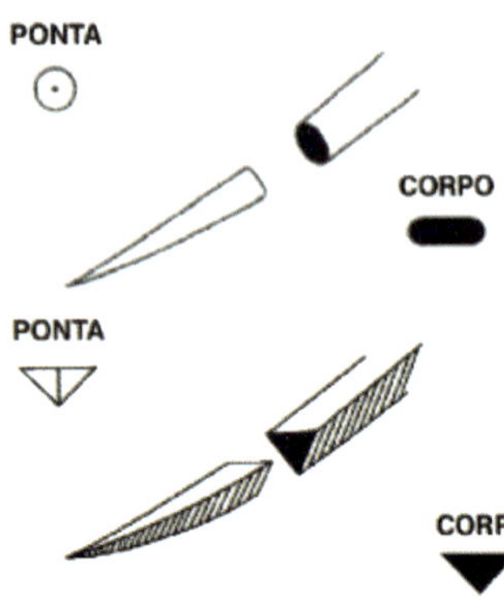

PONTA ROMBA

FIGURA 60: Ponta Romba: Para vasos e fígado

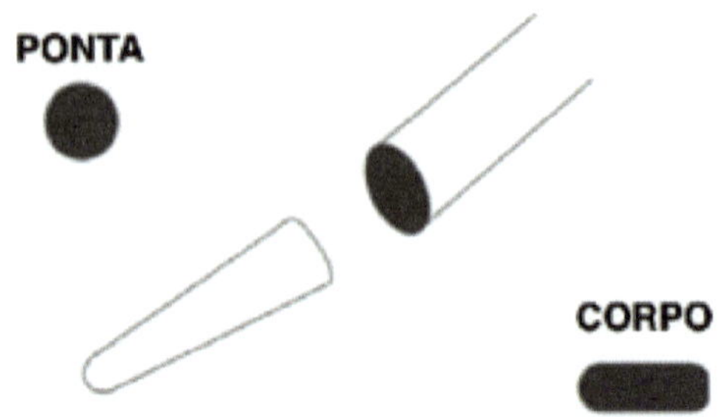

PONTA PLANA

FIGURA 61: Ponta plana para Córnea

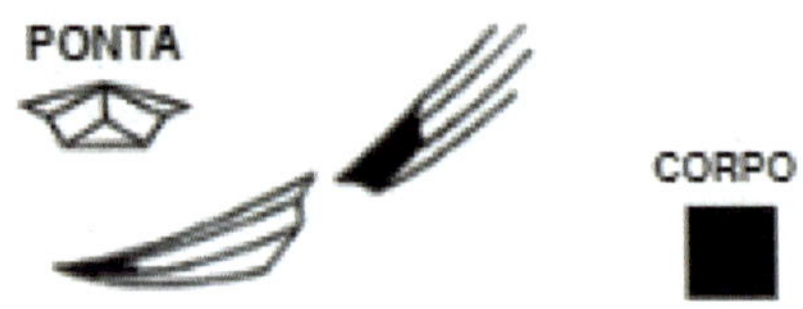

TIPOS DE CORPO DE AGULHA

CORPO TRIANGULAR

FIGURA 62: Corpo triangular: para pele e tecidos espessos

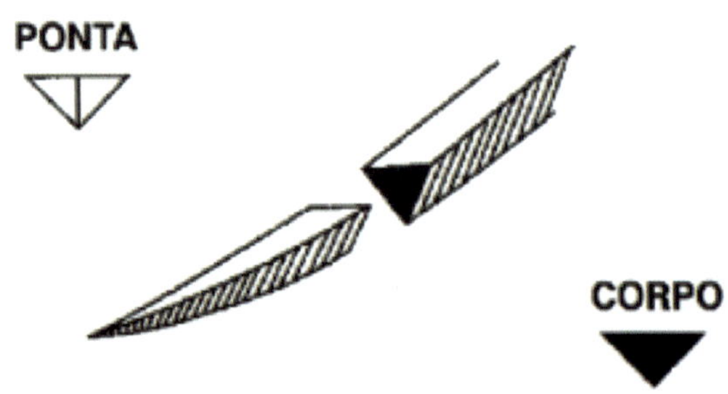

CORPO CILÍNDRICO

FIGURA 63: Corpo cilíndrico: para vasos e intestino

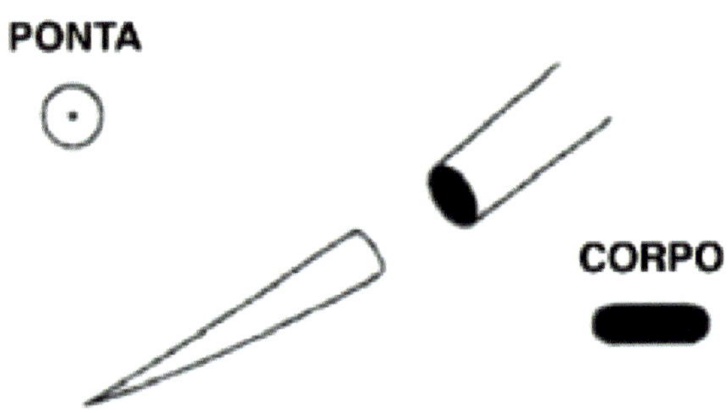

Grampeadores Cirúrgicos

Os grampeadores mecânicos se apresentam de várias formas, marcas e têm uma enorme gama de diferentes indicações. São aparelhos acionados pelo cirurgião para aplicação de grampos metálicos; o cirurgião é quem define o tipo de grampeador e o tipo de grampo a ser utilizado.

FIGURA 64: Grampeadores

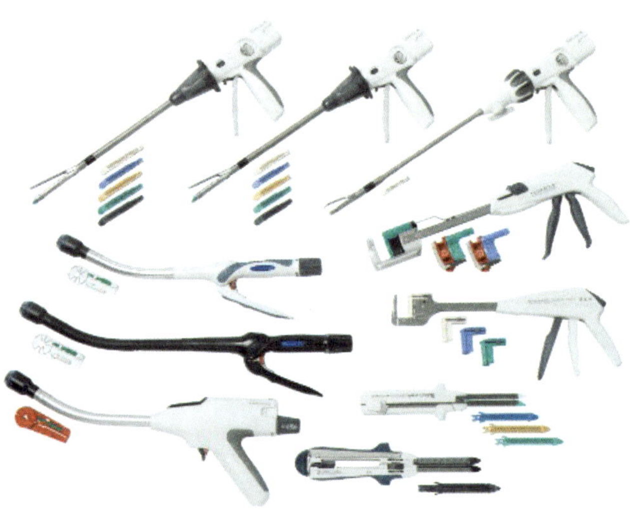

COLA E FITAS CIRÚRGICAS

As colas e fitas adesivas podem ser utilizadas em feridas sujeitas às tensões mínimas e sua escolha baseia-se, principalmente, por sua capacidade adesiva e por sua porosidade (LIMA, 2012). O que se percebe é que as técnicas de suturas se complementam para um melhor resultado, não se limitando, muitas vezes, a apenas um método de síntese.

APLICAÇÃO DE COLA CIRÚRGICA

FIGURA 65: Cola Cirúrgica

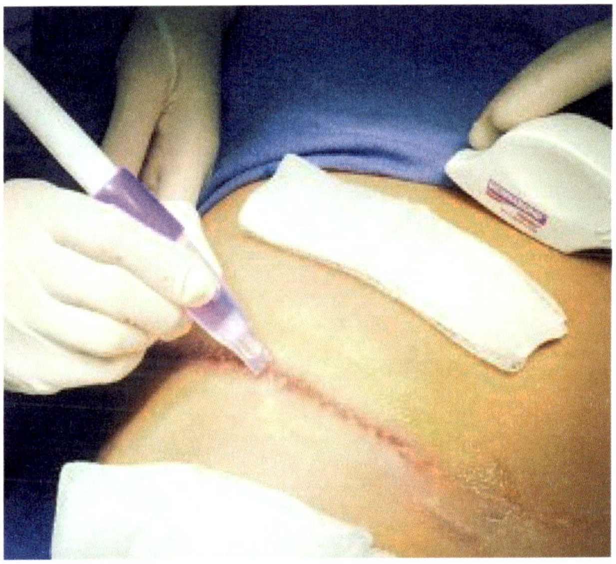

FIGURA 66: Fita Cirúrgica

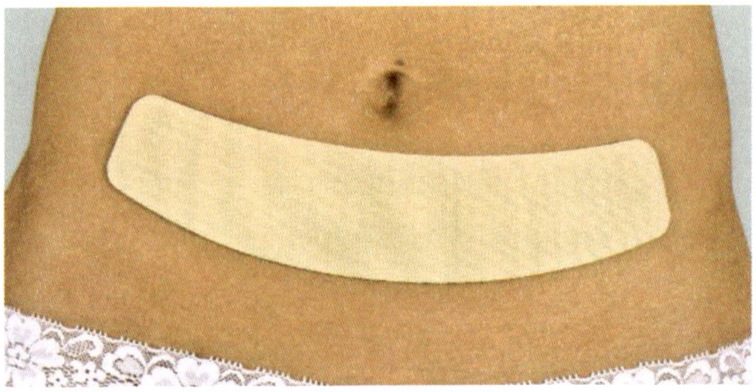

Materiais Especiais

Nesta categoria estão instrumentos que são ou foram desenvolvidos para manobras específicas em certos órgãos ou tecidos. Sua diversidade é enorme e podemos exemplificar isto citando o instrumental usado nas cirurgias ortopédicas. Alguns deles, contudo, estão presentes em praticamente todas as nossas caixas de instrumental.

CLAMPE BULLDOG

Clampe cirúrgico curvo, reto ou angulado com 5,5 a 12 cm de comprimento. Possui um sistema de molas com preensão automática e é utilizado em diversas ocasiões operatórias, como no manuseio de pequenos vasos em locais de difícil acesso. Dentre os clampes "bulldogs" destacam-se os de De Bakey, Dietrich, Glever e Wood, que variam pelo formato dos dentes, comprimento e curvatura do instrumento

FIGURA 67: Clampe Bulldog

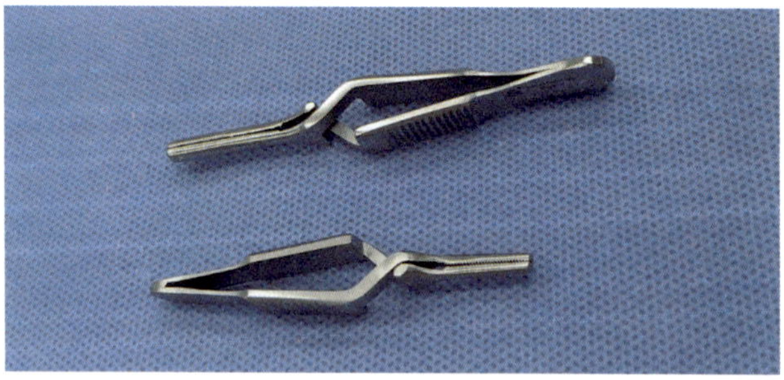

GANCHOS ESPECIAIS

Nas ovário-histerectomias empregam-se ganchos especiais, sendo mais utilizados o de SNOOK ou o de COVAULT. Ambos têm comprimento próximo de 20 cm. O gancho de Snook tem a haste cilíndrica, achatada na parte onde se forma o gancho. O de Covault é cilíndrico em toda a sua extensão, inclusive o gancho, que apresenta uma pequena esfera na extremidade. Isto faz do gancho de Covault um instrumento menos traumático que o de Snook.

FIGURA 68: Gancho Snook

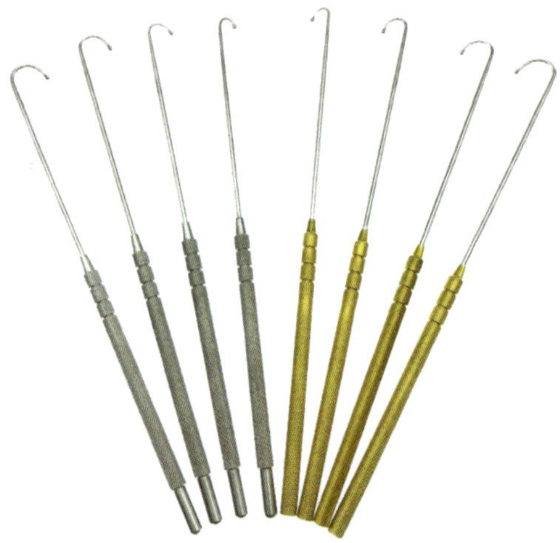

FIGURA 69: Gancho Covault

ASPIRADOR YANKAVER

Utilizado para aspirar Fluidos e secreções.

FIGURA 70: Aspirador Yankaver

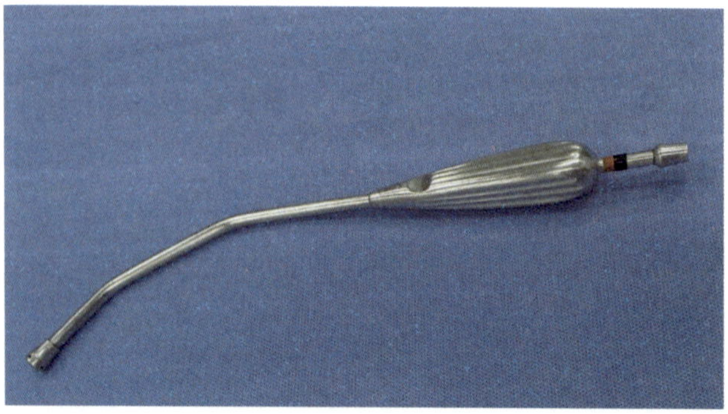

Cubas

Utilizada para preparação de tinturas, cremes e loções, além de ser reservatório de soluções, etc. Cuba Redonda: Em aço inox, usada principalmente para assepsia.

FIGURA 71: Cuba Rim

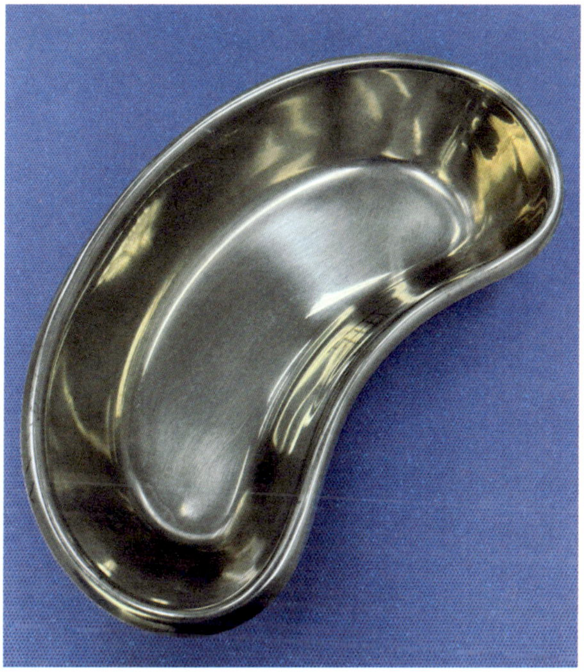

FIGURA 72: Cúpula

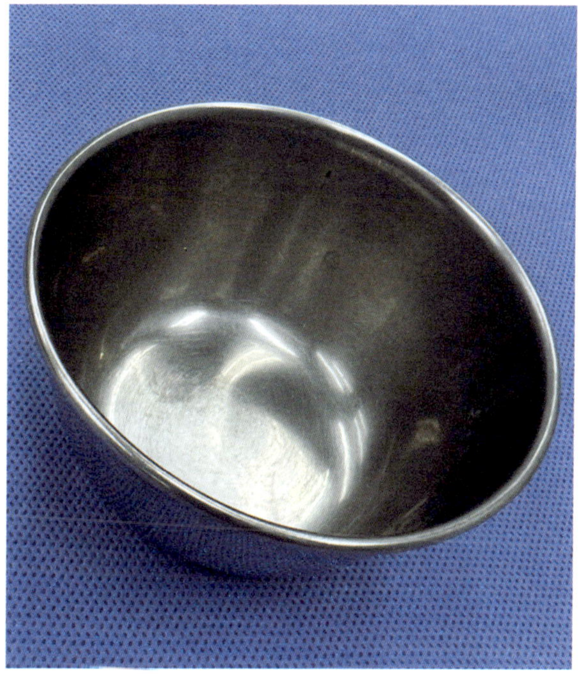

Montagem de Mesas Cirúrgicas

Vídeo - Montagem da mesa cirúrgica

1 – Tipos de Mesas Cirúrgicas

Na sala cirúrgica existem três tipos de mesas cirúrgicas: mesa do instrumentador, mesa do primeiro auxiliar e a mesa auxiliar de Mayo. A mesa de Mayo tem dimensão de 50cm x 35cm e é exclusiva para uso do cirurgião. O objetivo da montagem desta mesa é dinamizar e facilitar o trabalho do cirurgião, tornando o ato operatório mais eficiente. A mesa do primeiro auxiliar (do assistente) é retangular e mede, geralmente 80 cm x 60 cm. Deve ser dividida em 6 partes, montada da esquerda para a direita (este sentido depende da posição assumida pelo cirurgião). O material ali exposto depende da necessidade cirúrgica. Nesta mesa os cabos dos instrumentos são voltados para o próprio assistente, que fará o uso deles (GOFFI, 2007). A mesa do instrumentador é retangular e geralmente mede 120x60cm. Fica ao lado dele com todos os instrumentos dispostos na ordem em que serão usados durante a cirurgia (GOFFI, 2007).

FIGURA 73: Mesa Instrumental Inox

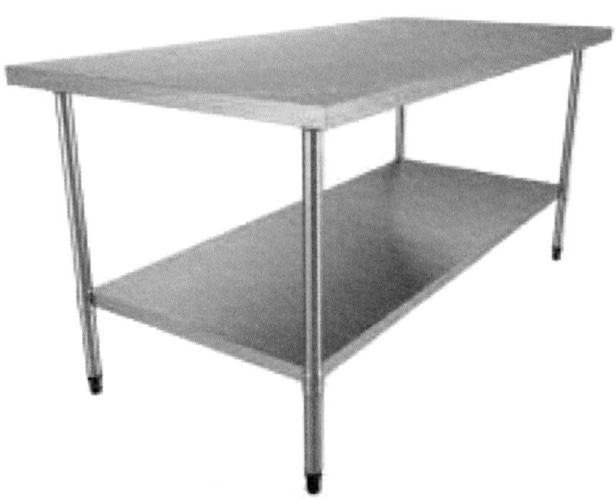

FIGURA 74: Mesa de Mayo Inox

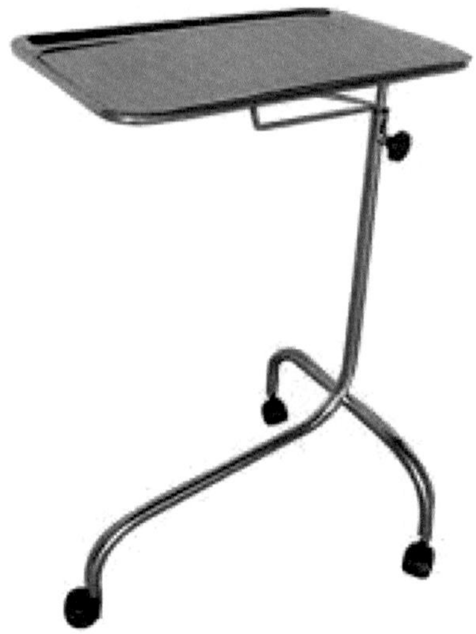

2 – Preparação da Mesa Cirúrgica

A preparação da mesa consiste no ato de dispor os instrumentos cirúrgicos de forma lógica, capaz de racionalizar e tornar eficaz o trabalho da equipe cirúrgica (SAAD, PARRA, FARIA 1993). Os instrumentos de todas as mesas vão atender a todo o ato operatório e deverão estar organizados e dispostos de tal forma que atendam aos tempos cirúrgicos e possíveis intercorrências. Para a montagem da mesa, o instrumentador, já paramentado, escolherá o local da sala menos movimentado iniciando sistematicamente a organização da mesa cirúrgica. Uma posição comum encontrada em alguns centros cirúrgicos é a mesa do instrumentador sob o paciente, eliminando- se assim a figura do instrumentador. A mesa poderá também estar posicionada em 90° à mesa cirúrgica, na extremidade inferior desta ou do lado do cirurgião, eliminando o papel desempenhado pelo instrumentador. Deverá ser colocado um campo impermeável e estéril sobre as mesas instrumentais para amortecer choques e para criar uma barreira antibacteriana, o que impedirá a contaminação de instrumentos (ROSA, 2009).

Os instrumentos cirúrgicos são dispostos de maneira ordenada e lógica e acompanham os tempos da cirurgia (CIRINO, 2006). Há diversas maneiras de dispormos o instrumental à mesa, entretanto, independentemente da maneira adotada, deve-se saber que os procedimentos cirúrgicos dividem-se em diérese, hemostasia e síntese. Esta compreensão ajudará o instrumentador a organizar de forma adequada o material. A diérese refere-se a corte, abertura, divulsão de estruturas a ser operadas e aos principais instrumentos utilizados para diérese, que são: bisturi, cabo de bisturi, bisturi elétrico, ruginas, tesouras, etc. (CIRINO, 2006). A hemostasia pretende estancar sangramentos de forma temporária ou definitiva. Nesse tempo cirúrgico pode-se utilizar instrumentos como pinças de Kelly, pinças de Halsted, pinças de Crile, etc. (CIRINO, 2006). Já na etapa da síntese, o objetivo é a restauração da estrutura lesionada e os principais instrumentos utilizados são: pinças, dente-de-rato, pinça anatômica, porta-agulha de Mayo Hegar comum, fios de sutura e agulhas (CIRINO,2006). Instrumentos auxiliares podem ser utilizados durante a cirurgia e, normalmente, variam de acordo com as especialidades cirúrgicas. Exemplos delas são: afastadores de Gosset, pinça de Pozzi, afastadores de Volkmann, etc. (CIRINO, 2006). Uma disposição básica do instrumental sobre a mesa seria dividir esta em quatro quadrantes: o quadrante proximal inferior o mais próximo do instrumentador e o distal superior mais afastado deste (CIRINO, 2006), como demonstração na figura a seguir:

FIGURA 75 - Divisão da mesa cirúrgica em 4 quadrantes

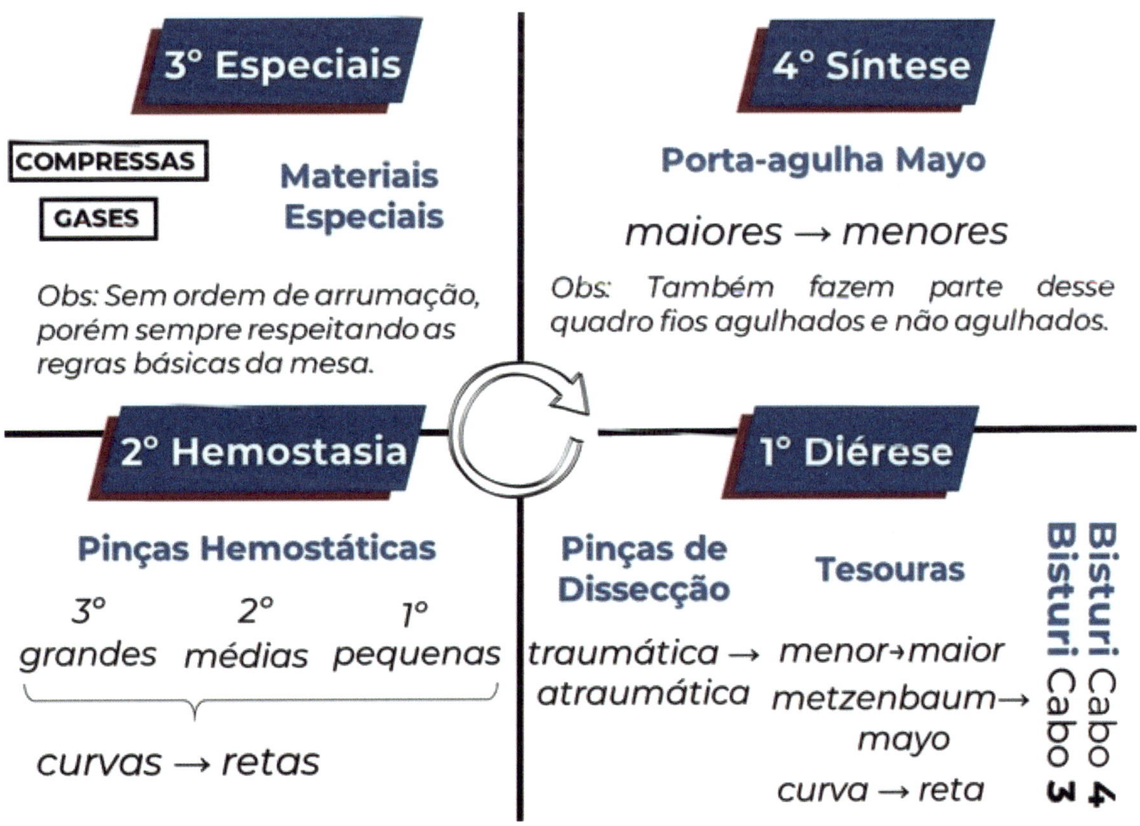

Seguindo a lógica dos tempos cirúrgicos, colocam-se os instrumentos de diérese no quadrante proximal inferior; os hemostáticos no distal inferior; os de síntese no proximal superior e, especiais, no distal superior. Gazes, compressas e instrumentos de maior porte podem se dispostos entre os quadrantes (MARGARIDO, TOLOSA, 2001). É importante salientar que esta é uma sugestão básica de montagem, não sendo regra para o instrumentador. Este deve sentir-se livre para montagem própria. O importante é facilitar e agilizar o trabalho de instrumentar. É indicado que instrumentos mais delicados e menores sejam colocados mais próximos do instrumentador. Por exemplo, pinças Halsted devem ser primeiramente dispostas que pinças de Allis. Os bisturis, tesouras, bem como pinças hemostáticas, de preensão e especiais devem ficar dispostas com seus anéis para a porção superior da mesa, para possibilitar a correta empunhadura por parte do instrumentador quando for passar o instrumento ao cirurgião (MARGARIDO, TOLOSA, 2001). Os porta-agulhas se colocam com os anéis para baixo, segurando agulhas, com a ponta da agulha apontada para cima a fim de não furar o plano da mesa e não se contaminar.

Rosa (2009) divide a disposição do instrumental na mesa cirúrgica em 12 áreas. Na área 1, bisturi com lâmina para baixo e corte para esquerda; área 2, tesouras delicadas e fortes com pontas voltadas para o instrumentador; área 3, pinças tipo Kelly; área 4 é versátil e engloba as pinças de acordo com a cirurgia; área 5, Kocher reta; área 6 pinças com e sem dente; área 7, porta-agulha com anéis voltados para baixo; área 8, pinças de preensão; áreas 9, Backaus; área 10, pinças e tesouras longas; área 11, compressas, agulha e fios; e área versátil.

Tal disposição pode ser mais bem compreendida a partir da figura abaixo:

FIGURA 76 - Divisão da mesa cirúrgica em 12 quadrantes

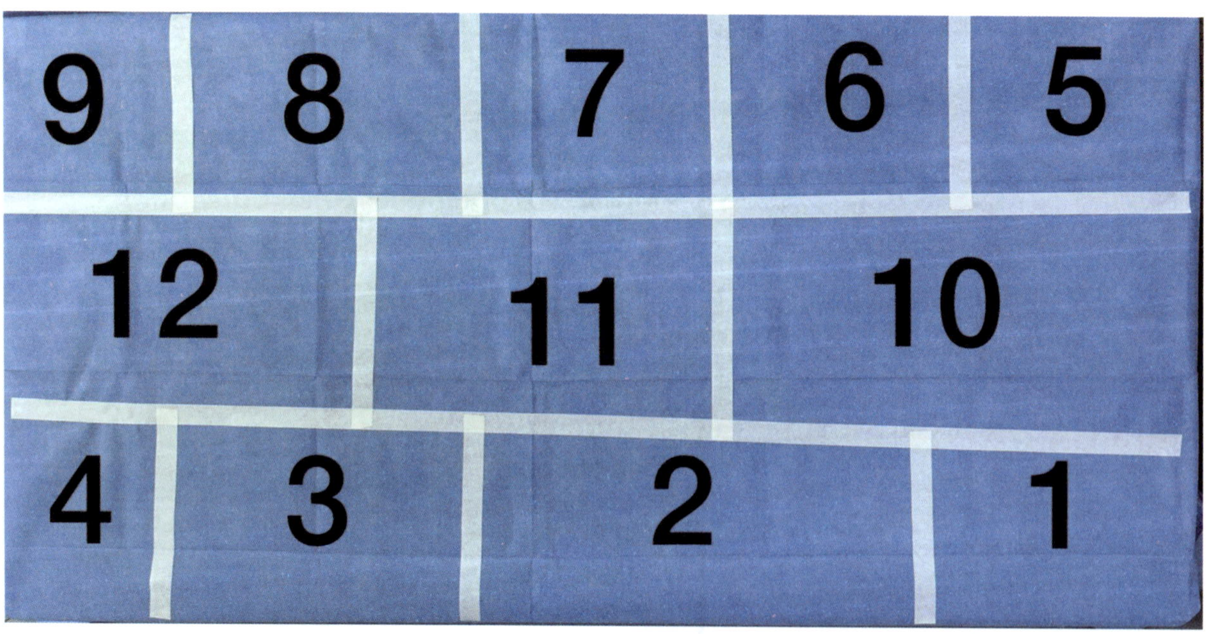

FIGURA 77 - Mesa cirúrgica com instrumentais em 12 quadrantes

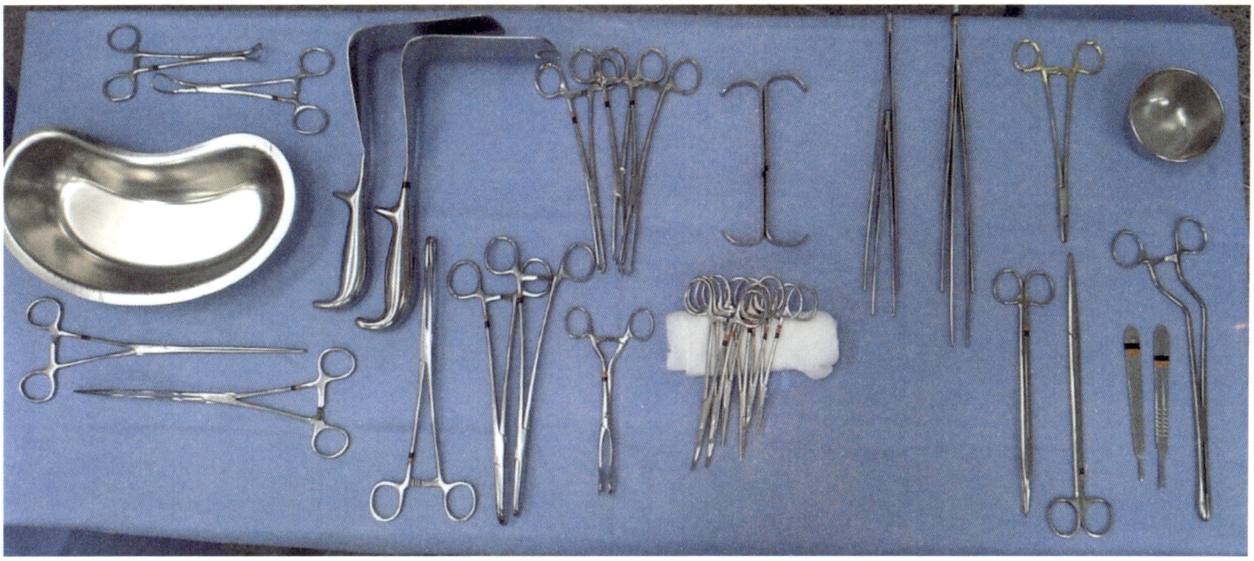

Outra forma de disposição dos instrumentos, agora da mesa do assistente, é quando distribuído em 6 áreas. Na área 1 colocam-se tesouras; na área 2, pinças com e sem dente; área 3, destinados a afastadores; área 4, pinças auxiliares versáteis; área 5, instrumentos versáteis de uso restrito a determinados tempos cirúrgicos; e área 6, colocam-se compressas, gazes e campos.

FIGURA 78 - Disposição do instrumental em mesa do assistente distribuído em 6 áreas

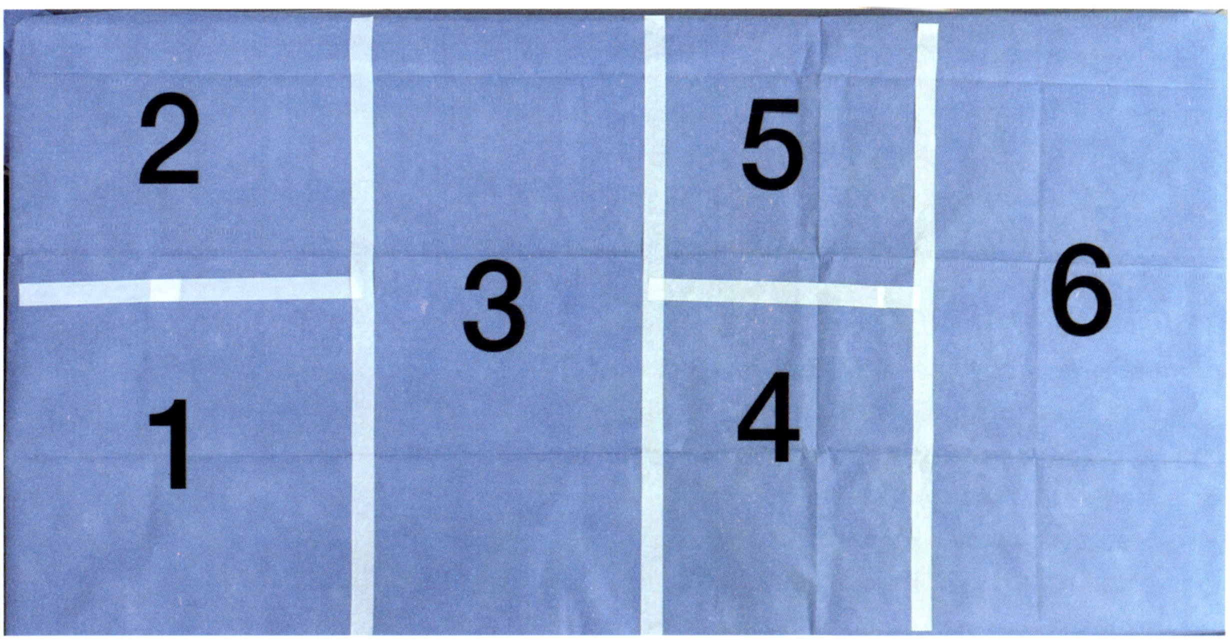

FIGURA 79 - Mesa cirúrgica com instrumentais em 6 quadrantes

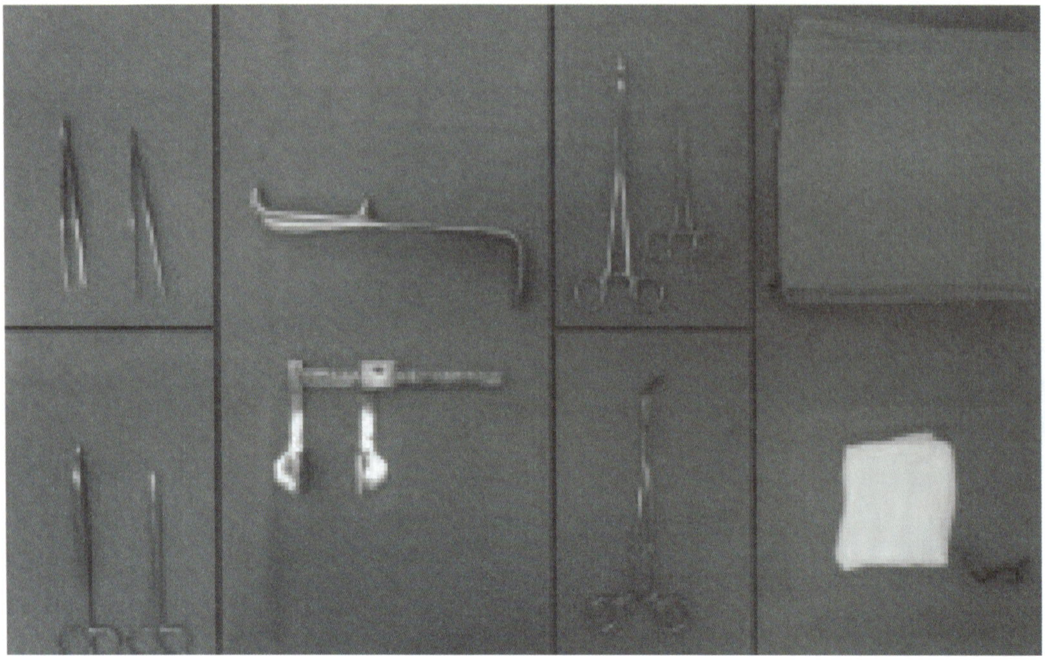

Tipos de Campos Cirúrgicos

Os campos cirúrgicos são capazes de prevenir infecções do sítio cirúrgico, agindo como barreira contra a migração de microrganismos da pele para o interior da incisão cirúrgica. Seu uso data o final do século XIX e, de lá até os dias atuais, muito tipos de campos vem sendo criados. Os campos, quanto a sua composição, mais utilizados são os de origem do algodão (reutilizáveis) e os de plástico (descartáveis). Os de algodão possibilitam o reprocessamento e seu uso deve ser feito com atenção, pois é necessária a verificação de sua integridade e função de impermeabilidade aos líquidos antes da colocação destes em área operatória. Os campos descartáveis desempenham a mesma função que os reutilizáveis, sendo capazes de prevenir a penetração de bactérias e líquidos através de sua trama tecidual. Além desta classificação, os campos podem ser ainda classificados em simples ou duplos, padrão ou fenestrado, e sua escolha dependerá do tipo de cirurgia a ser realizada.

FIGURA 80: Campo fenestrado

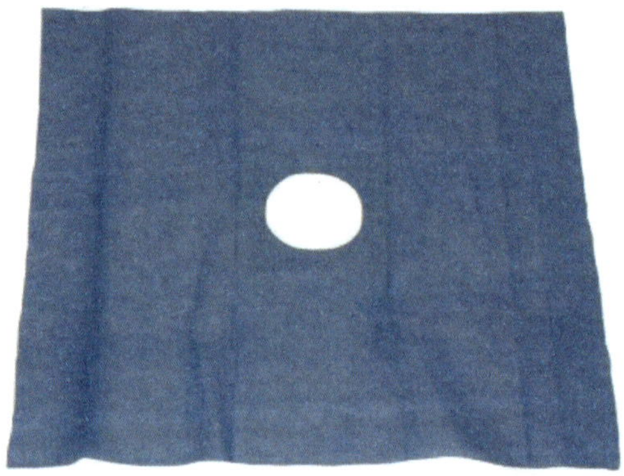

FIGURA 81 - Campo estéril

A colocação dos campos cirúrgicos antecede todo o procedimento cirúrgico. Sua colocação pode variar em seu modo, entretanto, o resultado final é sempre o mesmo (BROOKS, 1980). O princípio da colocação é preparar um local estéril ao redor do local a ser operado, além das mesas cirúrgicas. Logo, é necessário que o próprio campo esteja estéril e, para isto, é importante que os campos estejam seguros sempre acima da altura da cintura, antes de serem colocados na região a ser operada. Uma vez colocados ali, os campos não devem ser levados para mais perto da região a ser operada, pois suas extremidades estão abaixo do "nível estéril" e podem contaminar a área. É aconselhável que, nesta situação, o campo seja substituído por outro (BROOKS, 1980). Os campos são considerados estéreis somente em sua parte superior. Qualquer material para além dos limites determinados pelos campos é considerado contaminado e não deve ser trazido para dentro do ambiente estéril. A interpretação das áreas estéreis e não estéreis é resultado de atenção e bom julgamento durante toda a cirurgia por todos os profissionais. Ao final da cirurgia, os campos não devem ser sacudidos ou arremessados por serem potenciais disseminadores de microrganismos e sujidades.

Montagem dos Kits de instrumentação

Vídeo - Montagem de caixa

Cada procedimento cirúrgico requer instrumentos específicos para que a operação corra de forma segura e eficiente. Os kits são montados com base no tempo cirúrgico e no tipo de órgão ou estrutura a ser abordado.

O planejamento da montagem dos kits pode permitir que os conjuntos sejam usados para vários tipos de procedimentos, com o acréscimo de algumas poucas alterações. A seleção do instrumental adequado baseia-se em fatores como:

- tipo de anestesia a ser utilizada
- características do paciente (altura, comorbidade, estrutura corporal)
- preferências do cirurgião principal
- potencial de outros procedimentos concomitantes
- natureza do procedimento planejado
- recursos disponíveis

Para realizar o planejamento das cirurgias e programar quais os materiais a serem eleitos, existem alguns pontos fundamentais a serem considerados, tais como:

Um método para penetrar no corpo do paciente: quais os métodos de incisão, separação dos tecidos, recursos de imagem para análise da evolução do procedimento.

Trabalhar a exposição: Local a ser exposto para intervenção.

Ter uma área de trabalho organizada: Para deslocamento de órgãos para facilitar visualização e abordagem, podem ser necessárias esponjas de laparotomia, folhas de silástico, dentre outros materiais.

Método de Hemostasia: A hemostasia pode ser realizada por meio de clamping com pinça hemostática ou tamponamento por embolização ou agente esclerosante.

Manipulação de estruturas adjacentes: Planejamento da ligação de estruturas tubulares, denominada anastomose e etapa de reparo, geralmente em tecidos profundos.

Biópsias: Retirada de um pequeno fragmento do tecido alvo, pode ser feita por punção, excisão ou incisão.

Drenagem ou evacuação de sangue, fluido ou outra substância corpórea: Pode ocorrer por meio de sucção por pressão negativa, fragmentação e sucção, irrigação e aspiração, desbridamento, recuperação de material, esponjas.

Aproximação de pontos de entrada: Bordas de sutura ou oclusão por aproximação primária ou secundária.

Após o planejamento, os materiais selecionados devem ser alocados em bandejas com fundo liso ou perfurada.

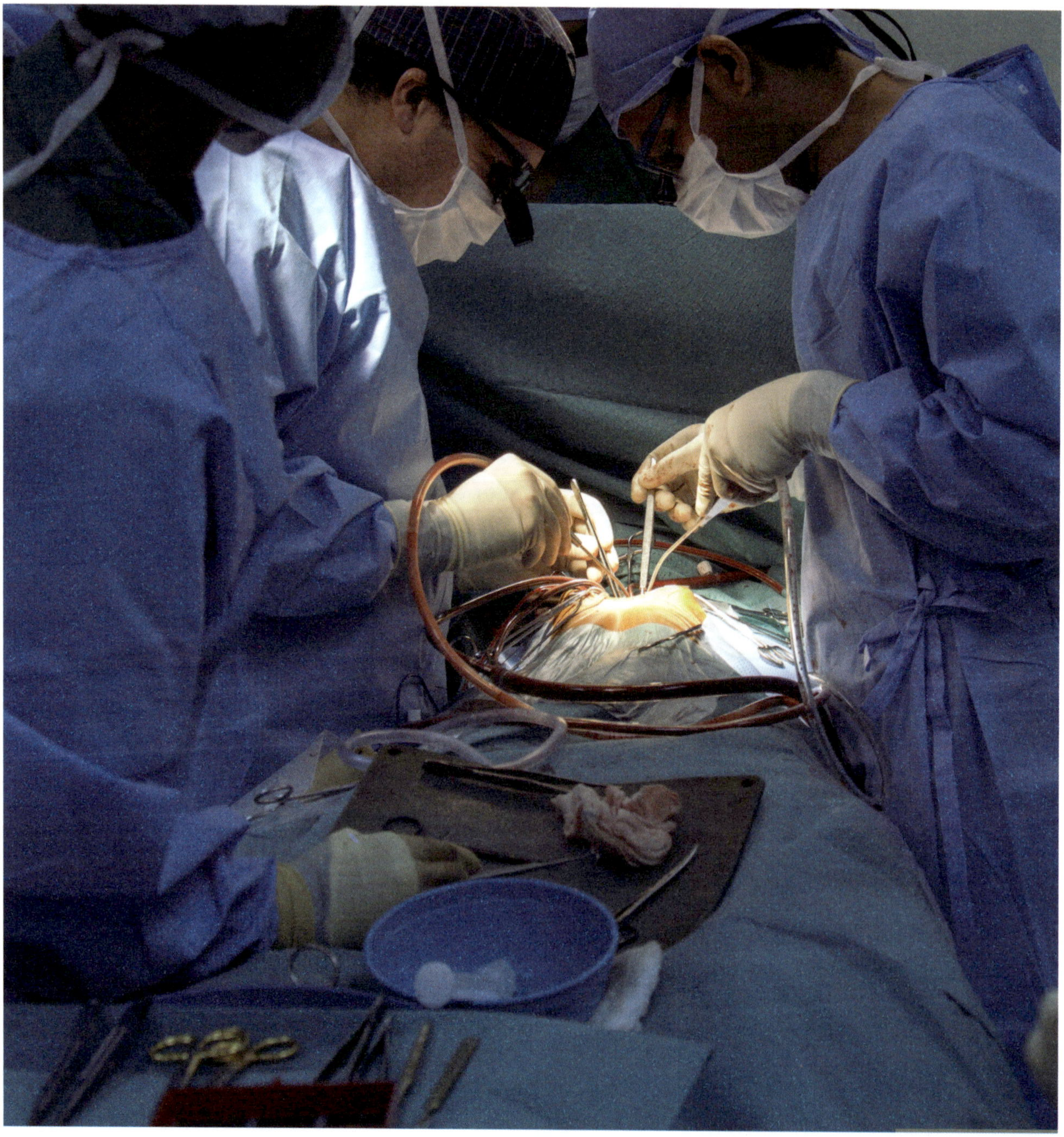

Manejo e Sinalização dos Instrumentos

Objetivando a eficiência, rapidez e beleza do ato cirúrgico, é importante a perfeita harmonia da execução de manobras e procedimentos. Para tanto é necessário que haja entrosamento e conhecimento entre os membros da equipe.

Caso contrário, acidentes com a passagem inadequada do bisturi ou das agulhas de sutura, por exemplo, podem causar grandes estragos em ambiente cirúrgico.

Neste contexto, é importante se aprender os principais sinais convencionais adotados em ambiente cirúrgico para diminuir o número de movimentos inúteis, o tempo cirúrgico e possibilitar ao conjunto um aspecto de beleza e ordem.

Compressas

SOLICITAÇÃO DE COMPRESSA E ENTREGA

Pede-se a compressa cirúrgica com a mão em supinacão, com os dedos unidos (MONTEIRO, SANTANA, 2006). O instrumentador deve entregá-lo sobre a palma da mão do solicitador, segurando os lados opostos da compressa de forma firme (MARGARIDO, TOLOSA, 2001).

FIGURA 82: Solicitação e entrega de Compressa

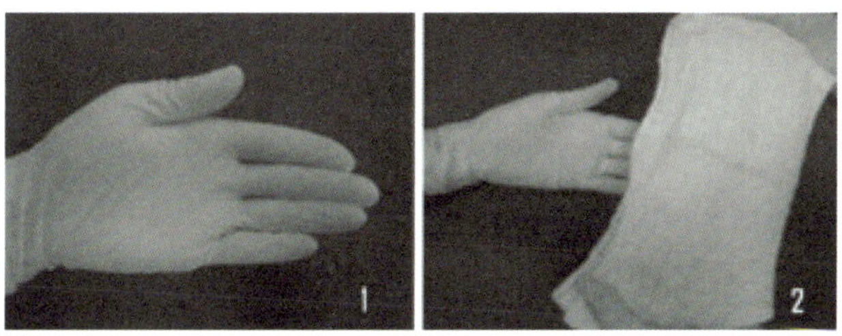

TESOURAS

Solicita-se a tesoura, estendendo-se o dedo indicador e o médio com movimentos de aproximação e separação, repetidamente, e com os outros dedos fletidos. Quando tesoura curva, os dedos indicador e médio devem estar encurvados (MONTERIO, SANTANA, 2006). O instrumentador toma a tesoura da mesa com a ponta desta voltada para sua face palmar, apertando-a entre o polegar e o indicador fletidos, com a mão em pronação. Em um movimento circular no plano horizontal, entrega o instrumental ao solicitador fazendo pressão sobre a mão aberta deste, assegurando, assim, que o instrumento não caia (MARGARIDO, TOLOSA, 2001). A devolução da tesoura é feita em sentido contrário e em movimento de ordem inversa. A correta empunhadura da tesoura, como das pinças, envolve a introdução do dedo anular em um dos anéis do instrumental, o polegar no outro e o indicador na sua articulação (MONTEIRO, SANTANA, 2006).

FIGURA 83 – Solicitação, entrega e correta empunhadura de tesoura

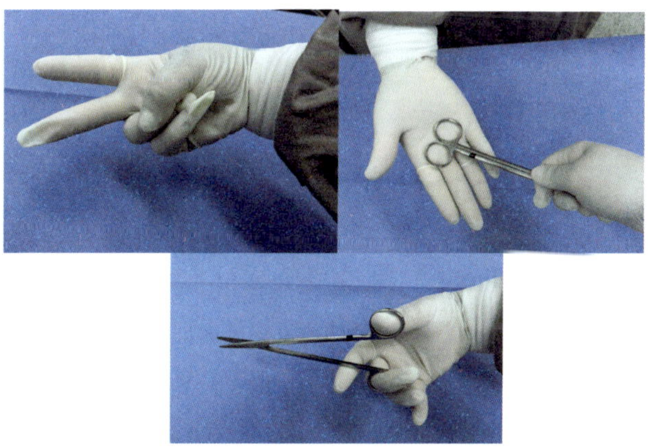

BISTURIS

O solicitador deve manter os dedos da mão semifletidos e juntos, fazendo movimentos pendulares. Em seguida, rodará a mão e a estenderá com o antebraço em supinacão, de modo a receber o cabo da lâmina de bisturi (MONTEIRO, SANTANA, 2006).

Para entregar-lhe o instrumental, o instrumentador deve pegar o cabo, pelo lado não cortante, e realizar um movimento de arco circular e depositar o cabo na mão do solicitador, que receberá o instrumento com lâmina voltada para cima, então descreverá um novo arco circular para aproximar a lâmina da pele (MARGARIDO, TOLOSA, 2001). Para seu uso, o cirurgião deve segurar o bisturi por meio do polegar e indicador da mão dominante, como um lápis (MONTEIRO, SANATANA, 2006). A outra mão deve firmar o tecido a ser seccionado. A devolução é realizada em sentido contrário e em movimento de ordem inversa.

FIGURA 84 - Solicitação, entrega, correta empunhadura e desmontagem do Bisturi

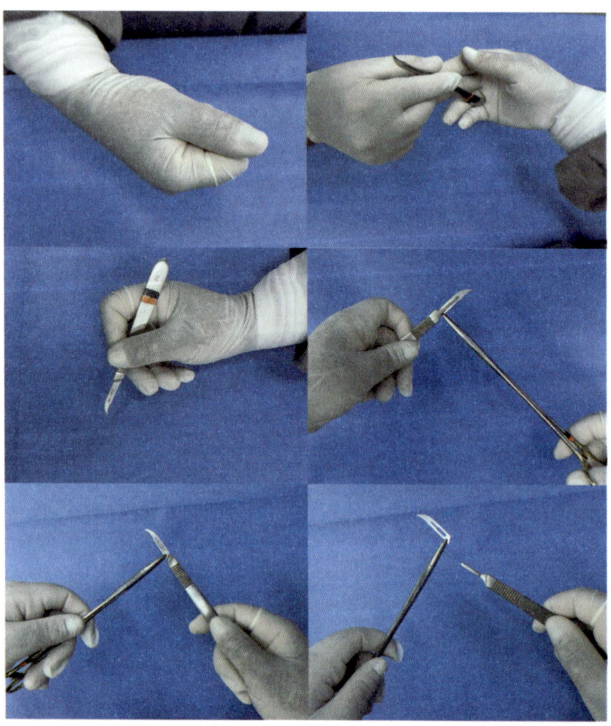

PINÇAS

Pede-se com os três últimos dedos juntos e semifletidos, com polegar e indicador estendidos em movimento de aproximação e separação. O instrumentador entrega o instrumental segurando a ponta da pinça fechada entre o indicador e o polegar ao solicitador, que o segura pela base. A devolução é realizada da mesma forma (MARGARIDO, TOLOSA, 2001). A correta empunhadura da pinça anatômica e a dente-de-rato é a mesma: como se fossem lápis (MONTEIRO, SANTANA, 2006).

FIGURA 85 - Solicitação, entrega e correta empunhadura de pinça

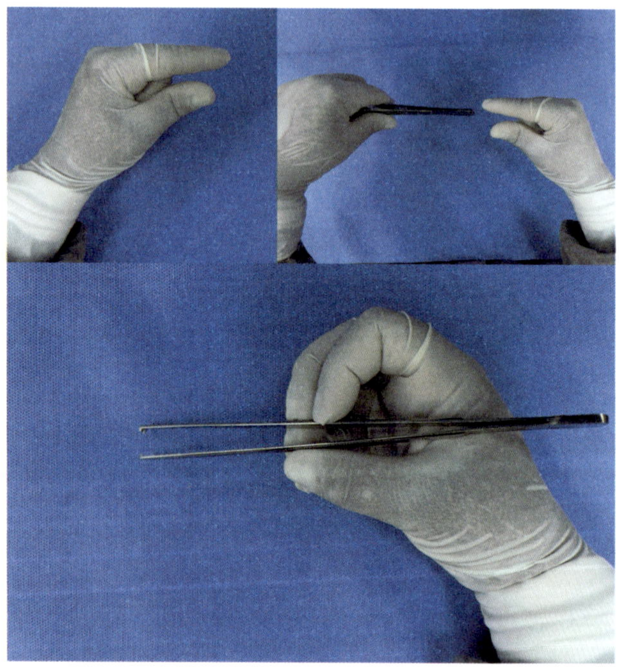

HEMOSTÁTICO (KELLY)

Com anular e mínimo fletidos, e outros dedos estendidos, o solicitador pede a pinça Kelly (MONTEIRO, SANTANA, 2006) O instrumentador entrega o instrumental da mesma forma que a tesoura, conforme comentou-se no manual (MARGARIDO, TOLOSA, 2001).

FIGURA 86 – Solicitação e Entrega de Hemostático

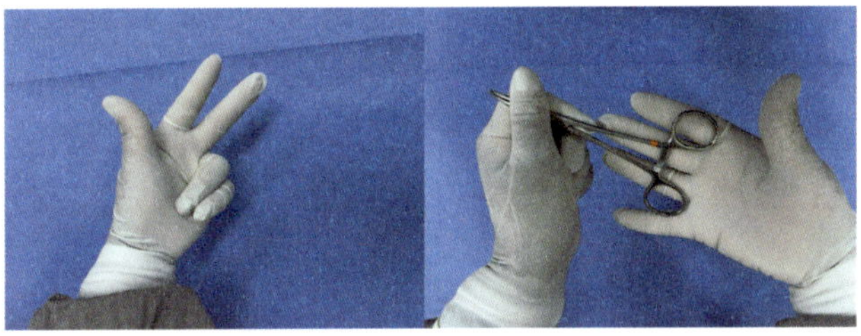

PINÇA BACKAUS

Pede-se a pinça com a mão fechada, com o dedo indicador acima do polegar, como sinal de figa. Para evitar a danificação das luvas, é indicado que se tome o instrumental pela mão direita, com suas pontas afiadas saindo pelo dedo médio e anular.

FIGURA 87 - Solicitação de Backaus

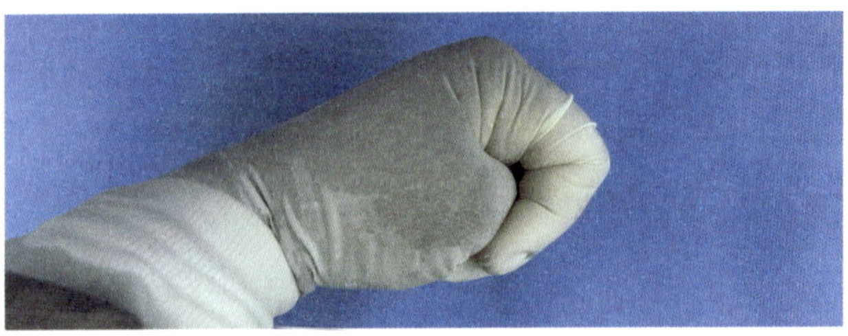

PINÇAS DE PREENSÃO

Pinças de preensão como Allis, Babcock e similares são requeridas quando os dedos mínimo, anular e médio estão fletidos e o indicador e polegar, semifletidos, como em puxar de um gatilho, devendo ser comentada com a ordem verbal, indicando o nome do instrumento requisitado (MARGARIDO, TOLOSA, 2001). A entrega do instrumental é da mesma forma que todos os instrumentos de anéis e cremalheira, com movimento circular, mão em pronação e com pressão do instrumento à mão do solicitador

FIGURA 88 – Solicitação de Pinças de Preensão

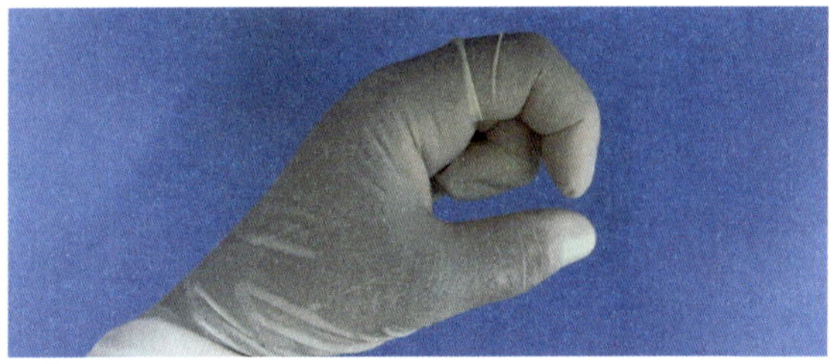

FIOS CIRÚRGICOS

Solicita-se o fio com a mão estendida em supinação e a ponta dos dedos unidos e fletidos. O fio é colocado por trás dos dedos, sendo segurado em suas extremidades pelo instrumentador (MARGARIDO, TOLOSA, 2001).

FIGURA 89 - Solicitação de Fios cirúrgicos

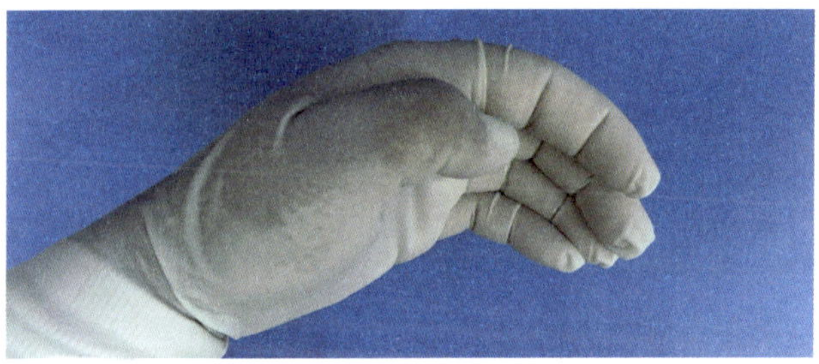

PORTA-AGULHA

Com os quatro últimos dedos juntos e semifletidos e o polegar parcialmente fletido no lado oposto, faz-se pequenos movimentos de rotação para solicitar o porta-agulha (MARGARIDO, TOLOSA, 2001).

O instrumentador deve entregar o instrumental montado com o fio e agulha corretas. É entregue por sua base, seguro entre o dedo indicador e polegar direito, com a agulha voltada para cima e direita.

O movimento é o mesmo que de outro instrumental de anel: movimento circular no plano horizontal, com a mão em pronação. A devolução é realizada com movimento inverso. A empunhadura é a mesma adotada para pinças hemostáticas e tesouras.

FIGURA 90 – Solicitação e montagem do porta-agulha

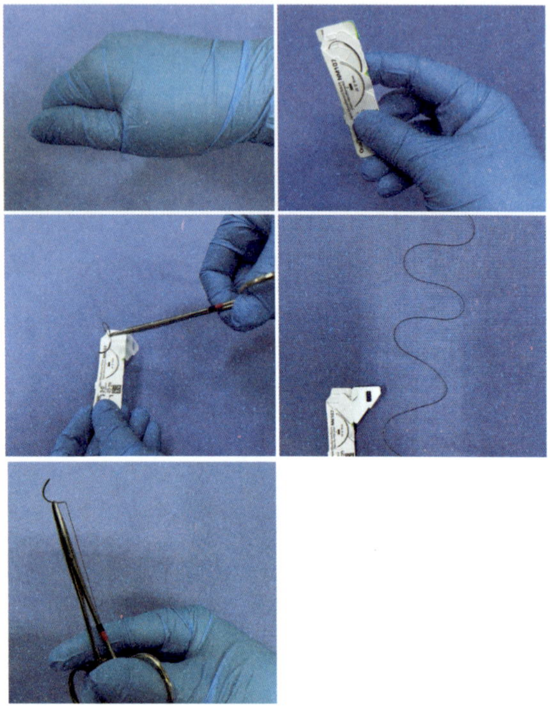

AFASTADOR DE GOSSET

Com o dedo indicador e médio semifletidos e os restantes totalmente fletidos, faz-se o movimento de afastar com as duas mãos, imitando o movimento realizado com os ramos do afastador (MARGARIDO, TOLOSA, 2001).

FIGURA 91 – Solicitação de Afastador de Gosset

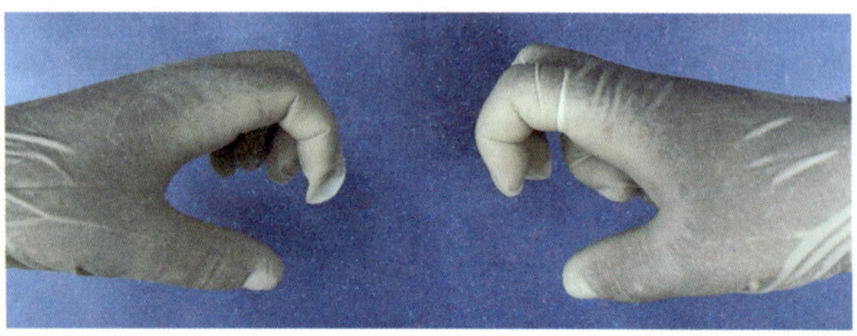

VÁLVULA / AFASTADOR

Solicita-se, com os dedos juntos, estirados e em ângulo reto, em relação ao resto da mão.

FIGURA 92 – Solicitação de Válvula Doyen

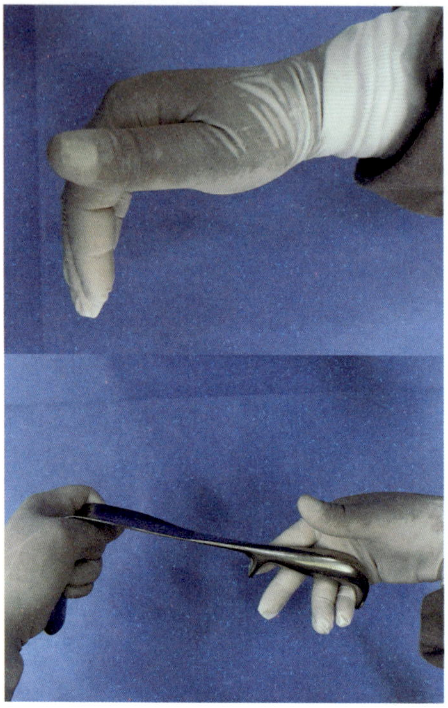

AFASTADOR FARABEUF

Solicitado com o dedo indicador semifletido e demais dedos totalmente fletidos. O instrumental é entregue ao solicitador segurado por uma de suas extremidades, pelo dedo indicador e polegar (MARGARIDO, TOLOSA, 2001).

FIGURA 93 – Solicitação de Afastador Farabeuf

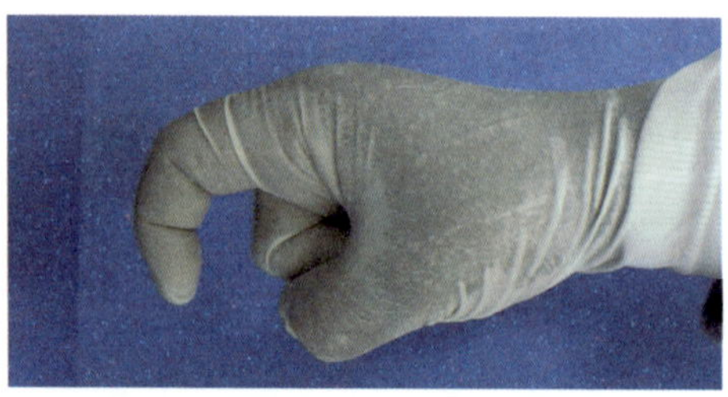

CAPÍTULO 6

Cuidados com o Paciente Cirúrgico

O objetivo deste capítulo é apresentar alguns cuidados gerais perioperatórios. Para isso definiremos cada um dos períodos perioperatórios e apresentaremos alguns cuidados necessários em cada um destes períodos. Reiteramos que não é um plano de cuidados que poderá ser utilizado para qualquer paciente que passará por um procedimento cirúrgico.

O plano de cuidados do enfermeiro exige que o enfermeiro articule, constantemente, os seus conhecimentos científicos com as especificidades daquele paciente singular que está diante de si (Almeida, 2019). Por isso, o enfermeiro precisa coletar os dados relacionados ao estado de saúde do paciente, identificar as suas necessidades reais e potenciais, elaborar um plano de cuidados, implementá-lo e avaliar a assistência prestada. Dessa forma, o método de trabalho do enfermeiro permite que os cuidados sejam direcionados de modo singular aos pacientes, garantindo uma assistência responsável e com base em evidências científicas.

Neste sentido, o enfermeiro deve planejar o cuidado em todas os períodos de atendimento perioperatório com o intuito de que a vivência do paciente neste contexto seja o menos traumática possível e com intervenções que otimizem a segurança e previnam os riscos inerentes a cada procedimento cirúrgico (Jardim, Coutinho, Biachi, Costa e Vattimo, 2016).

Períodos Perioperatórios

A Associação Brasileira de Enfermeiros de Centro Cirúrgico, Recuperação Anestésica e Centro de Material e Esterilização (SOBECC) define o período perioperatório como o intervalo que compreende as atividades desenvolvidas em cada período cirúrgico, que se divide em: **pré-operatório mediato** (do momento de definição da cirurgia até 24 horas antes da realização do procedimento), **pré-operatório imediato** (24 horas antes do procedimento cirúrgico até o momento em que o paciente é recebido no centro cirúrgico), **transoperatório** (do momento em que o paciente é recebido no centro cirúrgico até sua saída da sala de cirurgia), **intraoperatório** (intervalo inserido no transoperatório, inicia-se com o procedimento anestésico-cirúrgico e se estende até o seu término), **pós-operatório** (todo o período após o ato anestésico-cirúrgico e se divide em três momentos – recuperação anestésica, da chegada do paciente à sala de recuperação pós-anestésica até sua alta desta; pós-operatório imediato – do término do procedimento anestésico-cirúrgico até 24 horas depois; e pós-operatório mediato – das 24 horas do procedimento anestésico-cirúrgico até alta hospitalar ou retorno do paciente para o seu domicílio (SOBECC, 2017).

Considerando os períodos perioperatórios, a seguir apresentamos os cuidados de enfermagem relacionados aos períodos pré-operatório, transoperatório e pós-operatórios.

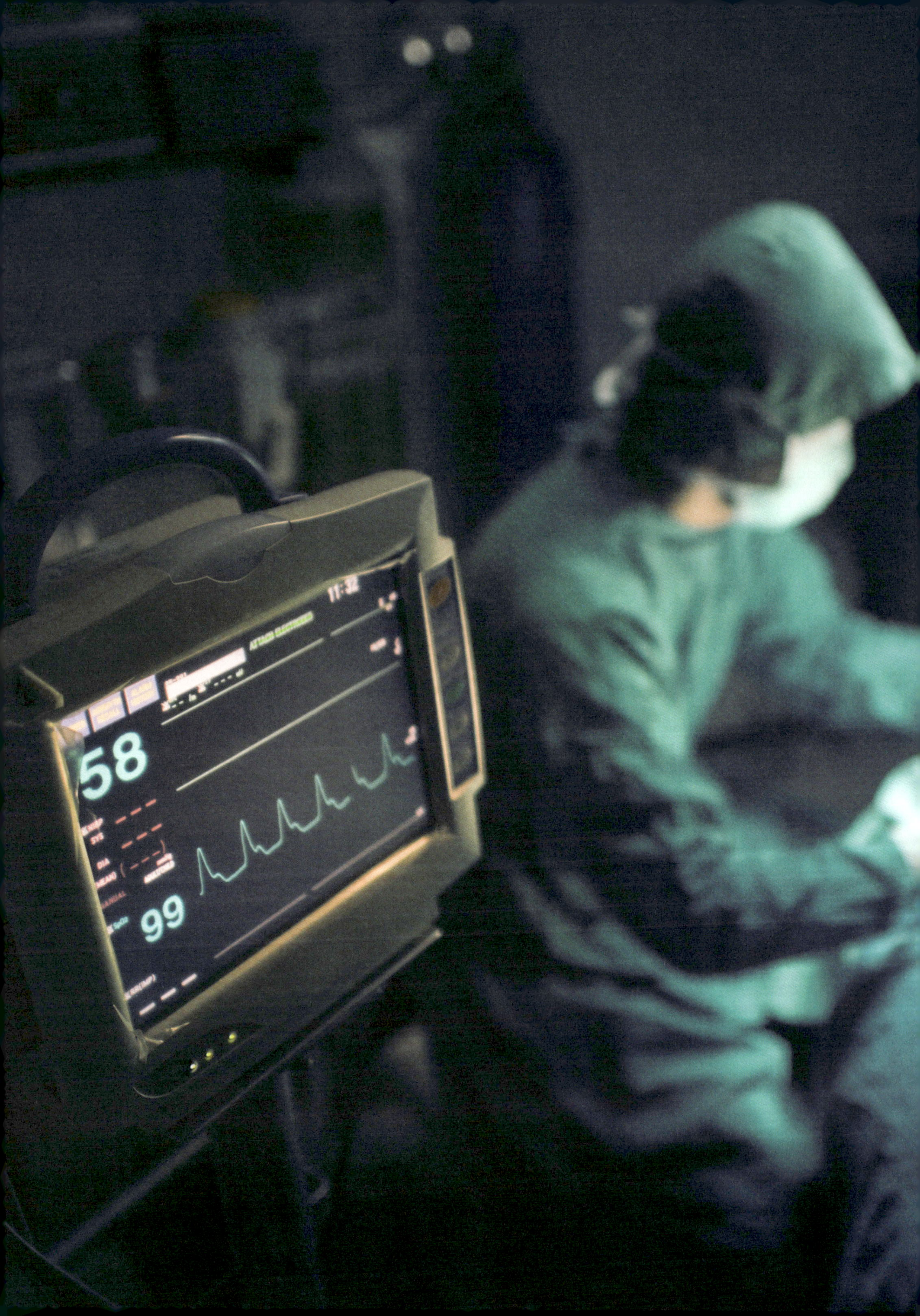
58
99

Cuidados Operatórios

Neste período são realizados os exames pré-admissionais, a admissão do paciente no centro cirúrgico e na unidade pré-operatória (Hinkle & Cheever, 2020):

1. Exames pré-admissionais

- avaliar o estado emocional do paciente;
- envolver a família do paciente na entrevista, quando possível;
- verificar os exames pré-operatórios;
- verificar a compreensão das prescrições pré-operatórias especificadas pelo cirurgião;
- começar o ensino de acordo com as necessidades do paciente;
- iniciar o planejamento da alta, avaliando as necessidades do paciente para transporte e cuidados pós-operatórios.

2. Admissão no Centro Cirúrgico

- avaliar o risco de complicações pós-operatórias;
- relatar novos achados ou desvios de normalidade;
- planejar os cuidados com a equipe de enfermagem e de saúde;
- reforçar o ensino prévio;
- explicar as fases no período perioperatório e expectativas;
- responder às perguntas do paciente e família.

3. Na Unidade Pré-Operatória

- avaliar o estado do paciente (emocional, de dor e nutricional basais);
- rever o prontuário;
- identificar o paciente;
- verificar o sítio cirúrgico e os locais das marcas de acordo com o protocolo institucional;
- administrar medicamentos, líquidos e hemoderivados, quando prescritos;
- assegurar o conforto do paciente;
- fornecer apoio psicológico;
- comunicar estado emocional do paciente para a equipe de saúde.

Cuidados transoperatórios

Neste período há cuidados indiretos como preparo do Centro Cirúrgico (CC) e da Sala de Operação (SO) com previsão e provisão de materiais, medicamentos, equipamentos e demais recursos necessários para realização com segurança do procedimento anestésico-cirúrgico. Ao mesmo tempo em que há o planejamento dos cuidados diretos dos profissionais de enfermagem, desde a admissão do paciente na SO até o encaminhamento à Recuperação Pós-anestésica (RPA).

Antes da admissão do paciente na SO é realizada a sua montagem que é de responsabilidade do circulante de sala, ou seja, auxiliar ou técnico de enfermagem, e consiste em: verificar se há etiquetas de identificação do paciente; conferir as condições de limpeza da SO; providenciar os materiais e testar os equipamentos a serem utilizados no ato operatório; conferir *dispensers* de solução antisséptica nos lavados e escovas para degermação; conferir o número suficiente de bancos, suportes de soro, braçadeiras, arcos, *hampers*, mesas para instrumental, extensões elétricas, dentre outros; posicionar a mesa cirúrgica para a cirurgia programada e providenciar os acessórios necessários para o posicionamento do paciente; conferir o carro de anestesia; montar mesa auxiliar de anestesia, deixando sempre disponível o material necessário para anestesia geral; providenciar materiais para a cirurgia, disponibilizados pela Central de Material e Esterilização (CME), como campos cirúrgicos, aventais, caixas de instrumental, instrumentos avulsos e conferir a validade da esterilização e a integridade das embalagens; prover os materiais descartáveis e consignados, conforme solicitação prévia pela equipe cirúrgica. (Jardim, Coutinho, Biachi, Costa & Vattimo, 2016).

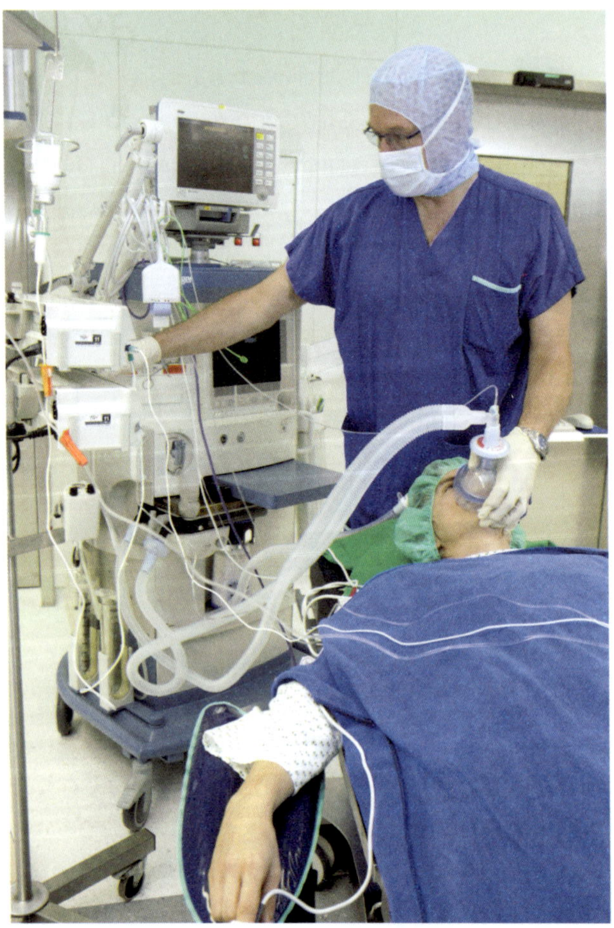

Sendo assim, os cuidados neste período visam à manutenção da segurança, o monitoramento fisiológico e o apoio psicológico (Hinkle & Cheever, 2020):

1. Manutenção da segurança:

- conferir pulseira de identificação do paciente;
- verificar assinatura do consentimento cirúrgico e anestésico;
- checar a realização da avaliação pré-anestésica;
- verificar se o paciente tem alguma alergia;
- receber exames do paciente;
- confirmar a marcação da lateralidade cirúrgica, se aplicável;
- manter ambiente estéril e controlado;
- gerenciar os recursos humanos e equipamentos necessários;
- transferir paciente para a mesa cirúrgica;
- auxiliar o cirurgião a posicionar o paciente com base no alinhamento funcional e exposição do sítio cirúrgico, objetivando minimizar o desconforto causado pela posição e pelo tempo de duração da cirurgia e, ao mesmo tempo, prevenir lesões articulares, musculares, nervosas, circulatórias, respiratórias e tegumentares, e mantendo o pudor e o respeito na exposição do paciente (Possari, 2009);
- posicionar o dispositivo de aterramento do paciente;
- conferir as contagens das compressas, agulhas e instrumentos;
- preencher os registros intraoperatórios.

2. Monitoramento fisiológico

- avaliar os efeitos do ganho ou da perda excessiva de líquidos sobre o paciente;
- diferenciar os dados cardiopulmonares normais dos anormais;
- relatar as alterações dos sinais vitais do paciente;
- promover medidas para promover a normotermia.

3. Apoio psicológico (antes da indução anestésica e quando o paciente está consciente)

- avaliar o estado emocional do paciente;
- proporcionar apoio emocional para o paciente;
- ficar próximo ao paciente ou tocá-lo durante os procedimentos e a indução.

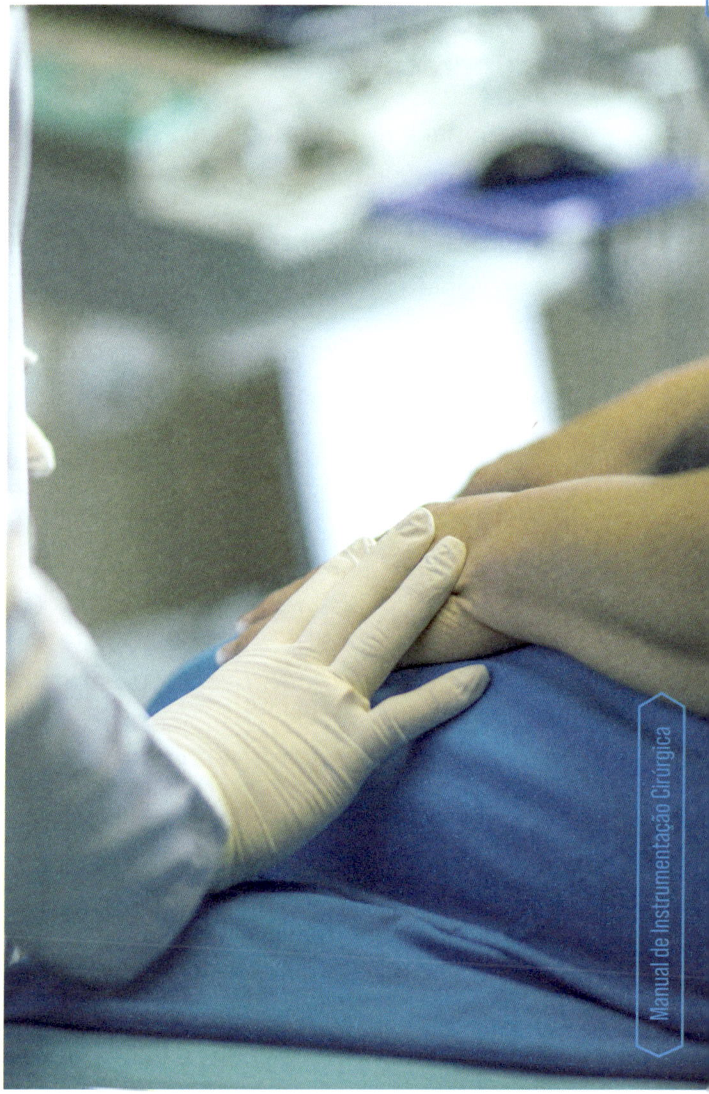

Cuidados pós-operatórios

Neste período, o foco dos cuidados estão direcionados à transferência do paciente para a RPA, à avaliação pós-operatória na área de recuperação e aos cuidados pós-operatórios realizados na unidade cirúrgica (Hinkle & Cheever, 2020):

1. Transferência do paciente para a RPA

- comunicar as informações intraoperatórias:
- nome do paciente;
- tipo de cirurgia realizada;
- tipo e quantidade de anestésico e analgésico;
- sinais vitais do paciente e sua reação à anestesia e ao procedimento cirúrgico;
- descrever procedimentos intraoperatórios (como inserção de drenos ou cateteres, administração de hemoderivados e ocorrência de eventos inesperados);
- relatar limitações físicas;
- registrar nível de consciência pré-operatório do paciente;
- comunicar necessidades de equipamentos;
- comunicar a presença da família ou de outros entes queridos.

2. Avaliação pós-operatória na área de recuperação

- determinar a resposta imediata do paciente à intervenção cirúrgica;
- monitorar os sinais vitais e estado fisiológico do paciente;
- avaliar o nível de dor do paciente e administrar medicações prescritas para o alívio da dor;
- manter a segurança do paciente (como vias aéreas, circulação e prevenção de lesão);
- estabelecer/ manter acesso venoso;
- avaliar se o paciente pode ser transferido para a unidade de internação ou para alta hospitalar, de acordo com protocolo institucional.

3. Unidade Cirúrgica

- continuar o controle rigoroso da resposta física e emocional do paciente em relação à intervenção cirúrgica;
- avaliar o nível de dor do paciente e administrar medidas apropriadas para o alívio;
- proporcionar o ensino necessário para o paciente durante o período de recuperação imediato;
- auxiliar o paciente na recuperação e no planejamento para a alta hospitalar.

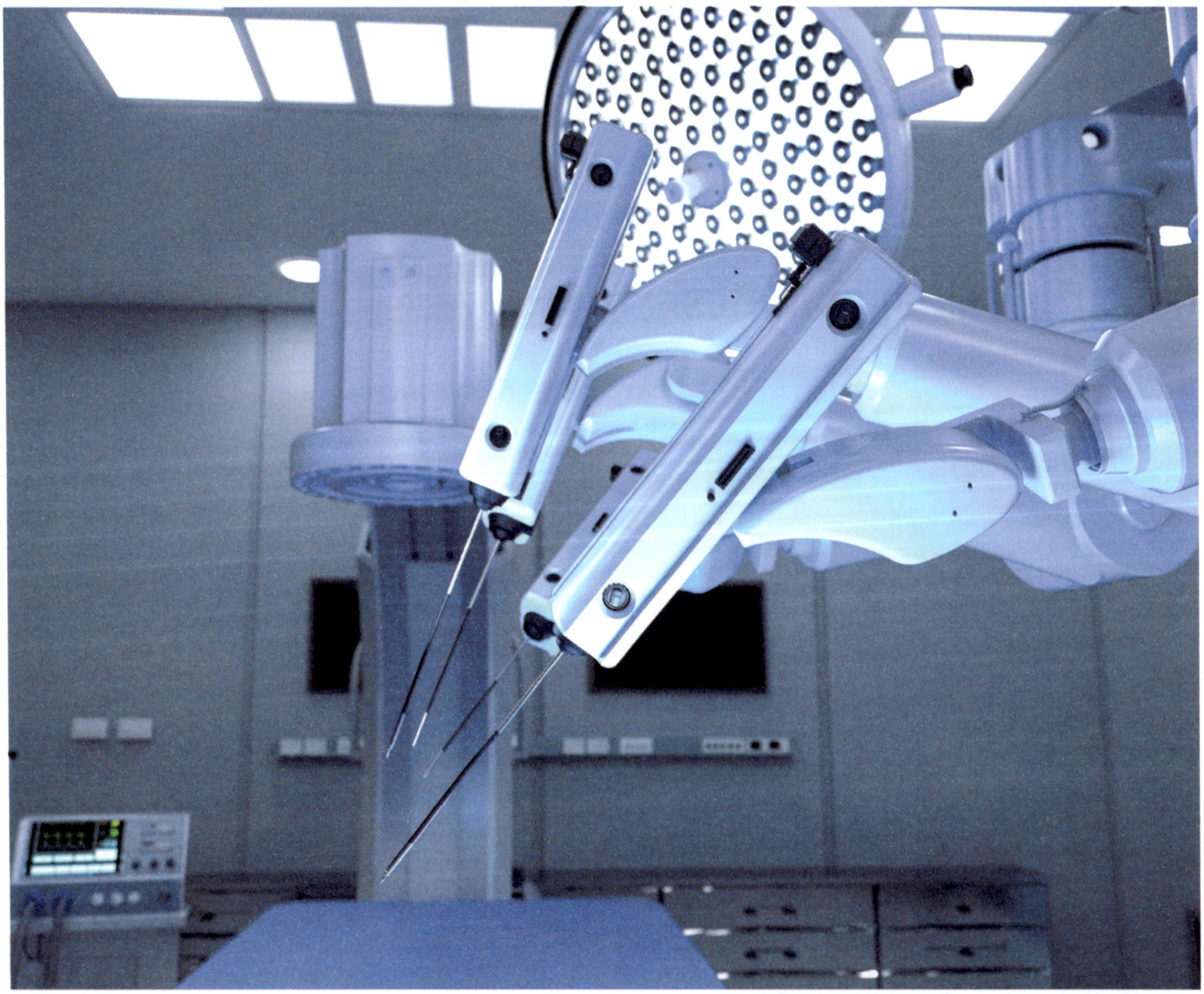

Vídeo - Cirurgia de colectomia

CAPÍTULO ESPECIAL

Videocirurgia e Cirurgia Robótica

Prof. Dr. Alister de Miranda Cará

A videocirurgia é hoje uma técnica operatória consagrada e frequentemente se utilizam as palavras cirurgia endoscópica e cirurgia laparoscópica como sinônimos. Contudo, há que se diferenciá-las porque a palavra endoscopia se origina do grego endo (dentro) e do verbo skopein (observar). Por tradição, esse termo vem sendo utilizado para indicar a visualização por dentro de algum órgão oco. Já a laparoscopia foi sempre definida como a visualização telescópica da cavidade abdominal, sendo sinonímia dos termos peritonioscopia e celioscopia. Dessa forma, é adequado designar como endoscopia a visualização por dentro dos órgãos, como na endoscopia digestiva alta e na colonoscopia.

Assim, a laparoscopia ou peritonioscopia fica reservada como designação para propedêutica e terapêutica da cavidade abdominal. Nos últimos anos, a possibilidade de avaliação videoendoscópica evoluiu para outras áreas que não só as do aparelho digestivo e ginecológico, adequando-se o termo "videocirurgia avançada" como a conceituação de procedimentos cirúrgicos de várias áreas da medicina que se utilizam da tecnologia originada no início do século XX, a qual se encontra em franca evolução, graças ao incrível avanço tecnológico ligado à área da computação, o qual ocorreu, especialmente, na segunda metade do século XX.

No que se refere ao uso da laparoscopia cirúrgica propriamente dita, essa teve início em 1962, com o primeiro relato em literatura inglesa de ligadura tubária com o uso de cautério. A cirurgia laparoscópica ginecológica provocou uma grande evolução na cirurgia endoscópica, abrindo um novo leque no arsenal terapêutico das patologias. Mais de vinte anos se passaram entre o desenvolvimento da agulha de Veress e o uso da insuflação automática controlada, que foi idealizada por Kurt Semm no início dos anos de 1960. Além disso, Kurt Semm projetou vários instrumentos endoscópicos que passaram a ser utilizados na laparoscopia terapêutica. Após o uso e a evolução da insuflação automática, foram aprimorados os usos de sistemas de lentes ópticas por meio do desenvolvimento do sistema com a haste lente. O físico Hopkins incorporou as lentes com formato de haste como transmissores da luz com lentes de ar entre os elementos de vidro com formato de haste, gerando uma melhora na resolução e no contraste.

Entretanto, até os anos de 1980, a laparoscopia era tida como uma técnica eminentemente propedêutica e ginecológica. Os cirurgiões gerais passaram a incorporar a laparoscopia em seu arsenal diagnóstico e terapêutico, a partir do desenvolvimento da câmera de televisão com chip de computador. A evolução foi logarítmica. O que era tido como um método quase supérfluo e pouco resolutivo passou a ser aceito como uma alternativa segura com previsão de se tornar, com o passar dos anos, uma abordagem preferencial para o tratamento de inúmeras patologias, especialmente as do trato gastrintestinal. Em 1983, Mouret, na França, e Semm, na Alemanha, publicaram suas experiências com a apendicectomia laparoscópica.

No Brasil, a introdução da colecistectomia videolaparoscópica (VLP) se deve a Thomas Szego e Sergio Roll, em São Paulo, no ano de 1990. Desde então, a colecistectomia laparoscópica passou a constituir o método de preferência no tratamento das colecistopatias.

A diferença significativa entre a cirurgia convencional e a cirurgia video laparoscópica são as vias de acesso empregadas para a realização de intervenções. Na cirurgia tradicional efetuam-se incisões nos tecidos da parede abdominal, expondo-se amplamente as estruturas a serem abordadas. Na vídeo cirurgia são feitos orifícios diminutos na parede abdominal, por onde são introduzidos instrumentos especiais através de pequenos orifícios na parede abdominal por meio dos quais se realiza manipulação cirúrgica das estruturas dos diversos aparelhos.

FIGURA 94 - Locação de trocartes

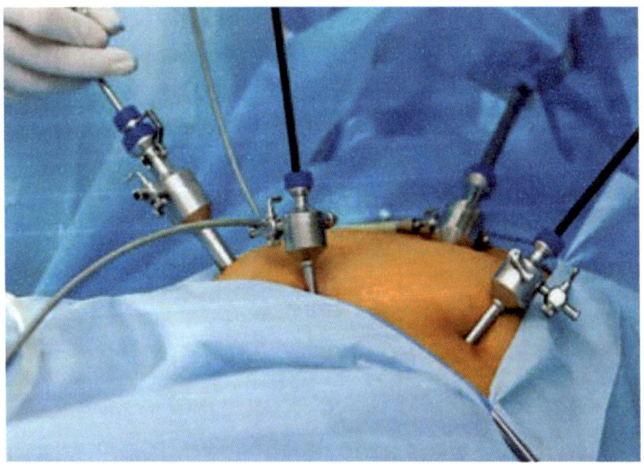

Disposição da equipe:

A disposição da equipe cirúrgica varia de acordo com a cirurgia e a estrutura anatômica do paciente que será operado. Na cirurgia de colecistectomia e nefrectomia à direita laparoscópica, o cirurgião posiciona-se à esquerda do paciente. O primeiro auxiliar encontra-se a sua frente. O segundo auxiliar, encarregado da câmara, posiciona-se a sua esquerda, e a instrumentadora ao lado do primeiro auxiliar a sua frente, posições diferentes da cirurgia convencional.

Função do Instrumentador:

O profissional de instrumentação atua segundo os mesmos princípios que regem sua participação na cirurgia convencional. É necessário que conheça ambas as bases do procedimento e os diversos instrumentos utilizados, para que possa bem acompanhar e auxiliar o cirurgião. Cuidados especiais destinados ao equipamento devem ser conhecidos e executados porque o instrumental é frágil e caro. Tais cuidados serão tomados durante o ato cirúrgico e após sua conclusão, para garantir a durabilidade e confiabilidade do material, evitando desgaste precoce e inutilização dos instrumentos.

Equipamentos Utilizados em Vídeo Cirurgia:

Torre de Vídeo Cirurgia: Monitor de Vídeo; Processador de Câmera; Micro câmera; Fontes de Luz (halógena; HTI; Xenônio, considerada a melhor fonte de luz, durabilidade 500 a 1.000 horas); Cabos Ópticos; Telescópios ou óptica; Laparoflator ou Insuflador; Vídeo Gravador.

Instrumental necessário para Vídeo Cirurgia:

A cirurgia laparoscópica exige instrumentos especialmente desenhados para as funções a que se destinam, não havendo espaço para improvisações. À medida que novas técnicas são introduzidas, novo instrumental é criado para a execução destas operações.

O instrumental é composto por pinças de apreensão e de dissecção, trocarters, tesouras, ganchos, porta-agulhas, aplicadores de clipes e cânulas de aspiração. Todo este material é especialmente concebido para procedimentos laparoscópicos e os principais são:

- Agulha de Veress - é o primeiro instrumental a ser utilizado e serve para conduzir o CO_2 até a cavidade abdominal, possibilitando criar o pneumoperitônio.
- Trocartes – dispositivos permanentes ou descartáveis utilizados para fornecer acesso à cavidade, podem ser de 5, 10, 12, 13 ou 15mm.
- Instrumentais para dissecção – espátulas, ganchos e tesouras revestidas com material isolante, possibilitando a sua utilização associada ao eletrocautério (ECT).
- Pinças de dissecção – possuem pontas mais finas e são utilizadas para afastar estruturas delicadas sem cortá-las, estão disponíveis em vários calibres, comprimentos e ângulos de curvatura da mandíbula.
- Instrumentais de preensão – estas pinças destinam-se a realizar a preensão das estruturas a serem manipuladas. Possuem em suas pontas estruturas denteadas e ou ranhuras, que definem o seu grau de traumatismo e função.
- Instrumentais de retração - como na cirurgia convencional, a técnica laparoscópica exige a exposição adequada do local a ser operado. Para obter esta visualização, faz-se necessária a utilização de instrumentais específicos os afastadores.
- Instrumentais de Irrigação/Aspiração – são instrumentais que possuem ductos e foram desenvolvidos para permitir a aspiração ou irrigação da cavidade.
- Instrumentais de Diatermia / Endotermia - para atender à necessidade de corte e coagulação em cirurgia laparoscópica, os instrumentos foram revestidos com material isolante.
- Instrumentais de síntese – a princípio, todas as suturas laparoscópicas podem ser realizadas utilizando-se fio cirúrgico, porta-agulha e / ou aplicados de nós.
- Clipadores - os clipadores são considerados, mais seguros e precisos, possuem um sistema de rotação com controle externos, podem ser permanentes e descartáveis.
- Outros instrumentais – suturas mecânicas, clampes vasculares, pinças para biopsia, agulha para biopsia, entre outros.

Procedimento cirúrgico

Após assepsia e colocação de campos cirúrgicos, executa-se a punção do abdome com agulha de Verres e a insuflação da cavidade peritoneal com gás carbônico, promovendo-se um pneumoperitônio com pressão final máxima usada durante a cirurgia de 12 a 15 mmHg.

FIGURA 95 - Colocação dos campos cirúrgicos

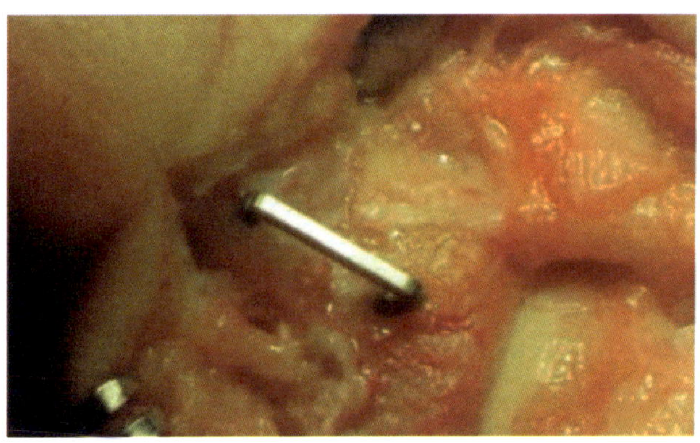

FIGURA 96 -Inserção da agulha de Veress

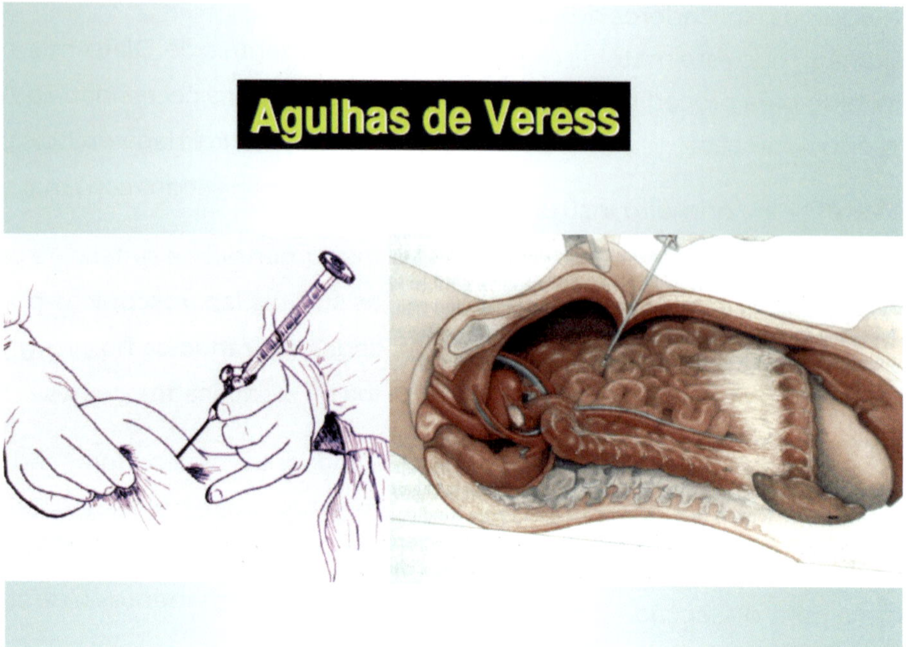

A seguir, introduzimos o primeiro trocarte permanente ou descartável de 10-12 mm na incisão umbilical. A introdução pode ser fechada ou sob incisão aberta com controle visual do cirurgião.

FIGURA 97 - Punção fechada e aberta

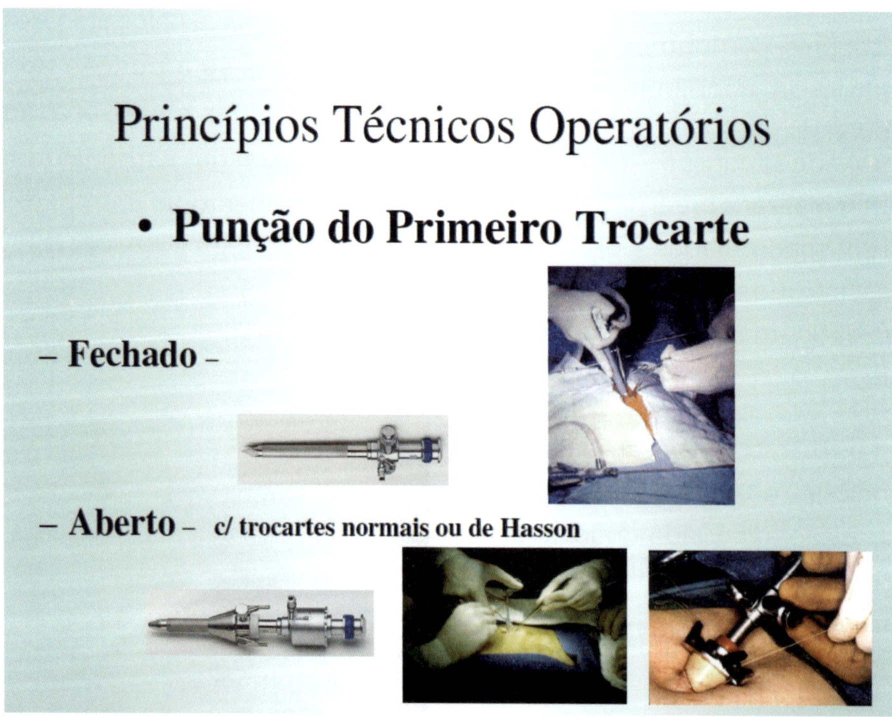

FIGURA 98: Introdução do primeiro trocarte por punção fechada após indução do pneumoperitônio

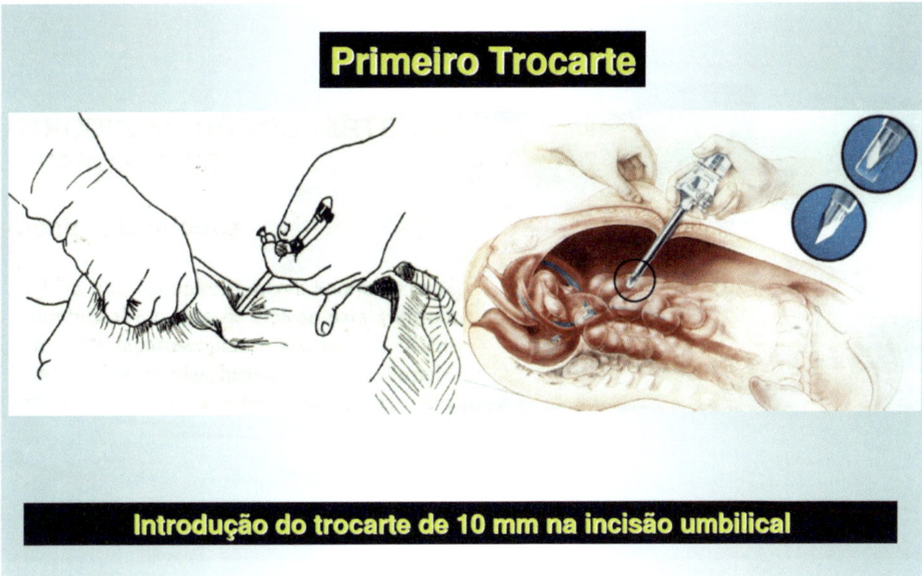

Através deste trocarte introduzimos a óptica que permite a visualização dos órgãos e da cavidade peritoneal.

FIGURA 99: Introdução da óptica no 1 trocarte

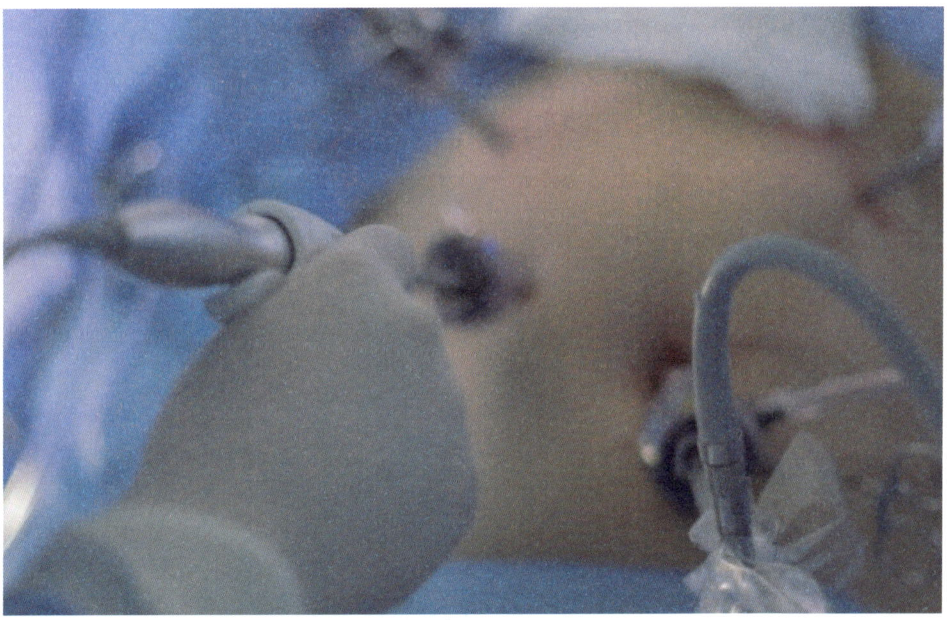

A óptica fornece a imagem que é transmitida a um ou mais monitores de vídeo, ao alcance visível de toda a equipe. Utilizamos preferencialmente a ótica de 30 graus, que permite maior gama de opções de visualização do pedículo do que a ótica de zero grau.

FIGURA 100

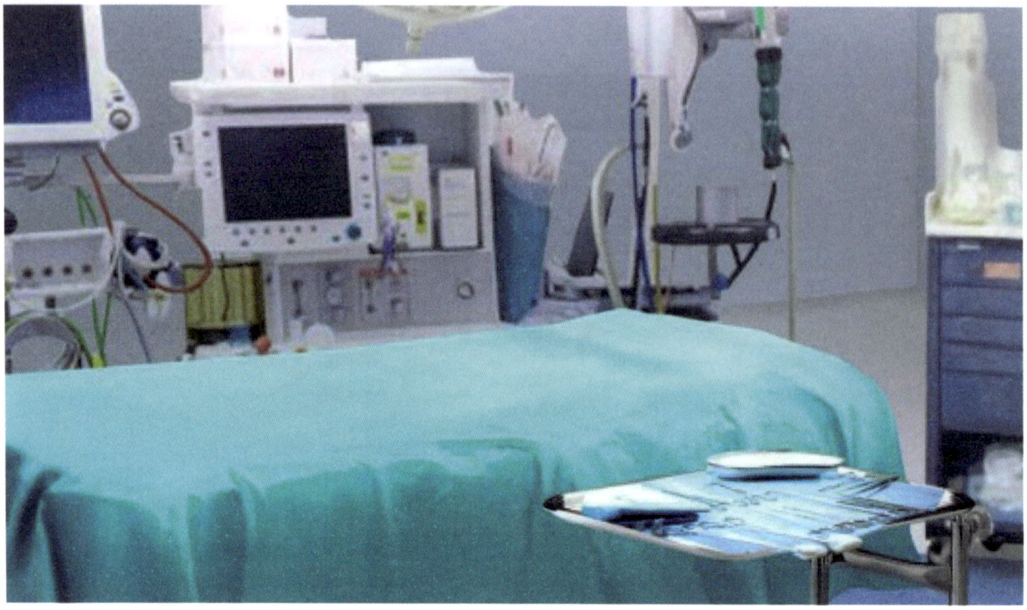

Monitor deve ficar à frente do cirurgião principal

A seguir prosseguimos com a introdução de outros trocarteres que varia conforme a complexidade do procedimento cirúrgico. Normalmente, são 3 trocarteres introduzidos depois, com controle visual. As posições geralmente correspondem à posição subxifoide (IOmm), subcostal direita (5mm) e no flanco direito (5mm). Não há critério rígido para o exato posicionamento destes acessos, sendo o cirurgião orientado por vários parâmetros, como: biótipo do paciente, posição da vesícula biliar, conformação hepática e presença de aderências.

FIGURA 101

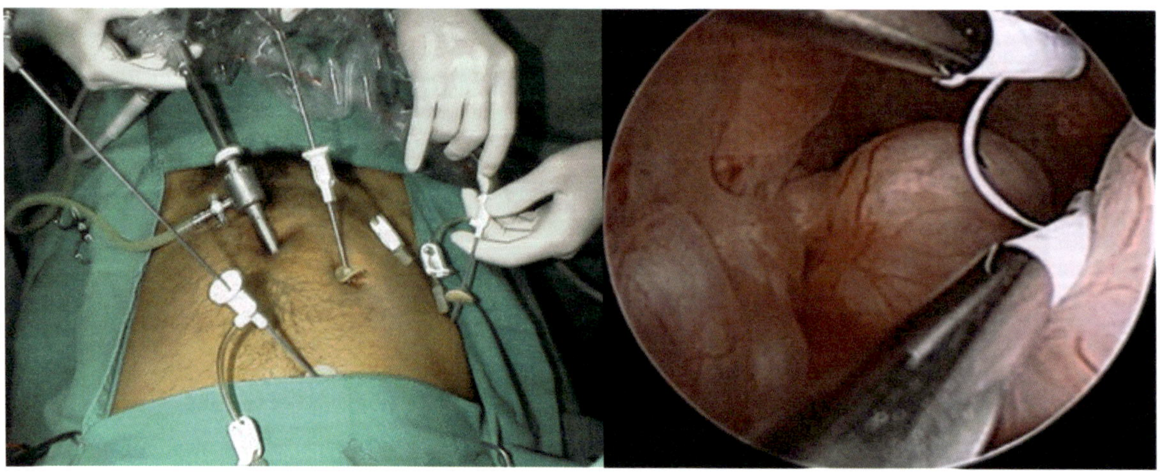

Introdução dos demais trocarteres sob visão e controle do cirurgião

Após o inventário laparoscópico da cavidade, inicia-se a colecistectomia propriamente dita. Através dos trocarteres são introduzidos os instrumentos cirúrgicos e as estruturas anatômicas são manipuladas e tocadas exclusivamente pelos instrumentos especiais. Não há contato manual direto com os órgãos abordados.

Concluído o tempo cirúrgico principal, os equipamentos são retirados e o ar insuflado extravasa livremente pelos orifícios da parede abdominal. Tais aberturas são ocluídas por síntese manual e após o curativo a intervenção estará concluída com mínima manipulação dos tecidos do paciente

Vantagens da Técnica

O uso de microincisões na parede abdominal para execução oferece diversas vantagens:

- Menor trauma cirúrgico;
- Redução do período de internação hospitalar;
- Decréscimo do intervalo de tempo necessário à recuperação do paciente;
- Redução da incidência e da intensidade de dor no período pós-operatório;
- Decréscimo da ocorrência de complicações na cicatriz cirúrgica: hematomas, infecções, deiscência, evisceração e hérnias incisionais;
- Obtenção de melhor resultados estéticos;
- Retorno precoce às atividades do cotidiano.

Cirurgias Realizadas por Vídeo:

- Videocirurgia pediátrica: Laparoscopia Diagnóstica; Refluxo Gastresofágico; Colecistectomia; Testículos Impalpáveis; Varicocele; Toracoscopia Pediátrica (diagnostico de massa mediastinal, biopsia pulmonar, empiema); Apendicectomia.
- Videocirurgia Urológica: Laparoscopia Diagnóstica; Laparoscopia Terapêutica (Tratamento: renal, suprarrenal, ureter, bexiga, próstata, testículos, linfadenectomia, marsupialização de linfocele, incontinência urinaria de esforço).
- Videocirurgia Ginecológica: Vídeo Laparoscopia Diagnóstico; Oforectomia; Miomectomia; Histerectomia; Biópsia Dirigida; Sinequias Uterinas; Pólipos Endometriais; Ablação Endometrial; Miomas.
- Videocirurgia Torácica: Indicações diagnósticas: Doença Pleural - Diagnóstico Diferencial de Exsudação; Tuberculose; Mesotelioma. Doença Pulmonar - Doenças Intersticiais; Nódulo Solitário de Pulmão. Tumores Mediastinais - Linfomas; Linfonodos Metastáticos. Doença Pericárdica - Biópsia; Exsudação. Procedimentos de Estadiamento - Neoplasia de Pulmão; Neoplasia de Esôfago. Indicações terapêuticas: Doenças Pleurais - Pleurodese; Empiemectomia; Decorticação Precoce. Doenças Pulmonares - Pneumotórax; Doença Bolhosa/Bulectomia; Metastasectomia; Pneumectomia; Doenças Pericárdicas - Pericardiectomia; Janela Pleuropericárdica; Doença Mediastinal; Timectomia; Ressecção de Cistos Mediastinais; Ressecção de Tumores do Mediastino Posterior; Tratamento do Quilotórax; Simpatectomia; Hiperidrose; Síndrome de Raynaud; Distrofia Simpática Reflexa.
- Videocirurgia em Cirurgia geral: Hernioplastia Inguinofemoral e incisional; Fundoplicaturas (DRGE); Cirurgia Bariátrica - (Bypass jejunoileal, Bypass gástrico em Y – de – Rony; derivação biliopancreática; gastroplastia vertical com banda; gastroplastia vertical com banda + Bypass gástrico, banda gástrica ajustável de silicone (Lap-Band); Colecistectomia; Apendicectomia Vídeo Laparoscópica; Colecistectomia; Gas-

trectomia; Vagotomia; Miotomia de Cárdia; Procedimentos antirrefluxo; Ressecção de Leiomioma; Hérnia Diafragmática; Esplenectomia; Gastrostomia e Jejunostomia.

- Videocirurgia Colorretal - Amputação Abdominoperineal do Reto e Ressecção Anterior do Reto; Colostomias e Ileostomias; Colectomia Direta; Colectomia Esquerda e Sigmoidectomia.
- Videocirurgia em neurologia: lesões intraventriculares, tumores dentro das cavidades ventriculares são as principais indicações da neuroendoscópia. Hidrocefalia; Tumores Císticos; Cistos Aracnóides; Tumores da Base do Crânio.
- Videocirurgia em Ortopedia- Artroscópica; Sinovectomias; Meniscopatias; Lesões Condrais e Osteocondrais; Rupturas ligamentares; Pinçamento anterior do tornozelo; Lesões do Ombro e Quadril; Lesões do Manguito Rotador; Lesões do Tendão do Bíceps; vídeo artroscópica: Joelhos; Ombro; Tornozelos. Bursite Oleocraneana; Patela Bicuda com Pinçamento do Ligamento Patelar; Sequela de Osgood-Schatter; Oxostose Calcânea; Cotovelo de Tenista.

Processamento do Instrumental

A limpeza começa a ser realizada durante o procedimento cirúrgico, para evitar o acúmulo e ressecamento de sangue e fluidos, utilizando-se água destilada estéril. Ao término da cirurgia, o instrumental é recolhido e acondicionado em caixas tampadas com identificação de contaminado, onde é emerso em solução, e só então será desmontado e submetido a um processo de limpeza propriamente dito, seja de forma manual ou automatizada. Aconselha-se o uso de detergente enzimático onde o mecanismo de ação ocorre pela ação das enzimas sobre a matéria orgânica, decompondo o sangue e os fluidos corpóreos aderidos aos artigos, facilitando sua remoção e promovendo uma limpeza adequada.

Desmontagem – para proceder a uma limpeza adequada do instrumental, este deverá ser desmontado por profissionais treinados antes de ser submetido ao método de limpeza escolhido. Com atenção especial a peças pequenas, evitando o seu extravio.

Limpeza manual – a limpeza manual é demorada, trabalhosa e expõe mais intensamente os profissionais ao contato com material biológico. Para a remoção da sujidade, deve-se utilizar escovas apropriadas e nunca produtos ou materiais abrasivos (lã de aço ou similares), pois estes tornam as superfícies ásperas, possibilitando o abrigo e proliferação de microorganismos.

Limpeza automatizada – a limpeza automatizada reduz a necessidade de escovação do instrumental, reduzindo os riscos ocupacionais pela diminuição da exposição dos trabalhadores ao contato com vírus HIV, HBV e HCV, além de padronizar os processos de limpeza.

Entre as lavadoras automatizadas, a mais adequada para processar a limpeza do material VLP é a lavadora Ultrassônica.

Secagem, lubrificação e montagem do material – a utilização de panos macios e secos auxilia na secagem externa do material, e o ar comprimido promove a secagem dos seus lumes. A lubrificação adequada protege o instrumental quanto ao desgaste de peças articuladas, além de facilitar a sua manipulação durante o procedimento cirúrgico. No momento da montagem do instrumental, este deve ser submetido a rigorosa inspeção, com o objetivo de identificar danificações e falhas de funcionamento, possibilitando solucioná-las precocemente. De-

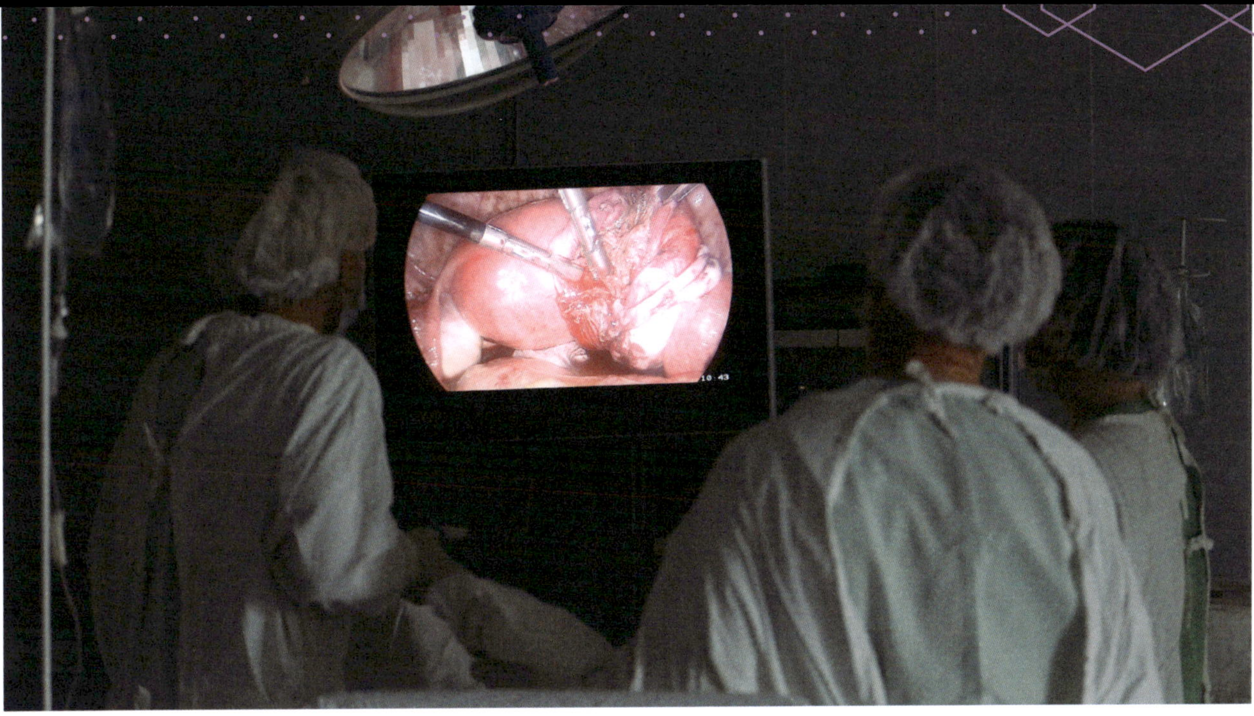

sinfecção / Esterilização – os instrumentais utilizados em vídeo cirurgia são considerados artigos críticos, segundo classificação de Spaulding, pois ultrapassam áreas estéreis do corpo, devendo ser submetidos a um processo de esterilização. Entretanto, a desinfecção de alto nível é utilizada até hoje como o tratamento mínimo a ser aplicado a estes materiais.

As soluções de glutaraldeído, formaldeído e ácido peracético possuem propriedades quimioesterilizadoras, porém não são recomendadas nos dias de hoje.

O processo de esterilização tem como objetivo promover a destruição de todas as formas de vida microbianas, inclusive as esporuladas, proporcionando segurança ao paciente, à equipe multiprofissional e à instituição, além de causar a mínima ou nenhuma deterioração do instrumental.

A esterilização em autoclaves a vapor é o método mais prático, seguro atóxico e econômico.

O óxido de etileno é o quimioesterilizador mais conhecido. Atinge um amplo espectro microbiano, possui boa penetrabilidade, não é corrosivo e nem danifica objetos.

Sterrad NX – esterilizador à baixa temperatura (40 °C a 55 °C) baseado na tecnologia de plasma de gás de peróxido de hidrogênio. Não utiliza água (não necessita de canalizações); tem como residual de processo apenas água e oxigênio, sem nenhum tipo de toxidade; não necessita de sistemas de exaustão; compatível com metais, plásticos, borrachas, silicones, fibras ópticas, acrílicos, vidros e materiais elétricos em geral; liberação dos materiais para uso em 28 ou 38 minutos.

Cuidados Básicos com o Equipamento de Cirurgia Vídeo Laparoscópica

- Evitar quedas e manipulações bruscas;
- Não apoiar materiais pesados sobre o instrumental;
- Evitar raspagem das lentes do laparoscópio; manter o material óptico separado dos demais instrumentais;
- Verificar a existência de danos nos materiais, comunicando as alterações encontradas, para que se proceda à substituição dos componentes defeituosos ou sua separação;

Orientações gerais

Cuidados especiais devem ser tomados com o material de fibra óptica e na preparação e utilização dos equipamentos e do instrumental. É interessante que se assista ao desempenho de equipes treinadas antes de se iniciar na instrumentação dessa variedade de atuação em cirurgia. A experiência e o empenho suprimirão inabilidade e ansiedade iniciais. Assim, não é importante tentar fornecer o material solicitado com rapidez que interfira na perfeição da ação. Diversas equipes atuam com material com certas diferenças entre si, entretanto os preceitos básicos serão sempre os mesmos e as dúvidas devem ser comunicadas ao cirurgião, que prontamente as resolverá.

Outras Considerações

Todos os profissionais envolvidos no preparo, esterilização e armazenamento do material de VLP devem conhecer a finalidade a que estes se destinam, saber desmontá-los e montá-los, e até mesmo o seu custo, visto que a durabilidade destes está diretamente relacionada com o cuidado a eles dispensados. Lembramos que a manipulação cuidadosa destes instrumentais deve também ser observada durante o procedimento cirúrgico, pois na maioria das vezes os danos do material ocorrem na sala de operação.

CIRURGIA ROBÓTICA

A Cirurgia robótica é considerado a maior avanço tecnológico deste século em cirurgia e continua crescendo em popularidade em todo o mundo.

Iniciou-se nos Estados Unidos entre 1999 e 2000, no Brasil vem ganhando espaço desde 2008. A cirurgia é assistida pelo robô da Vinci Surgical System, desenvolvido pela empresa americana Intuitive Surgical. Consiste em um tipo de cirurgia minimamente invasiva e dá aos pacientes uma série de boas alternativas que não existiam.

FIGURA 102

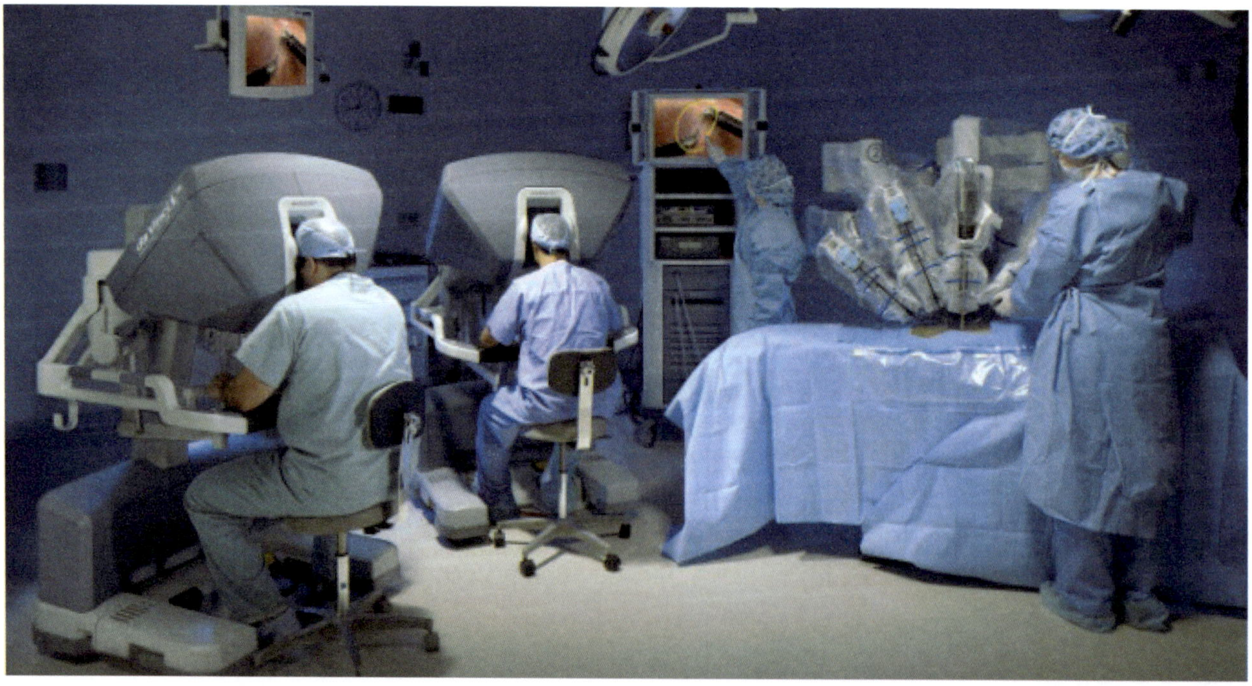

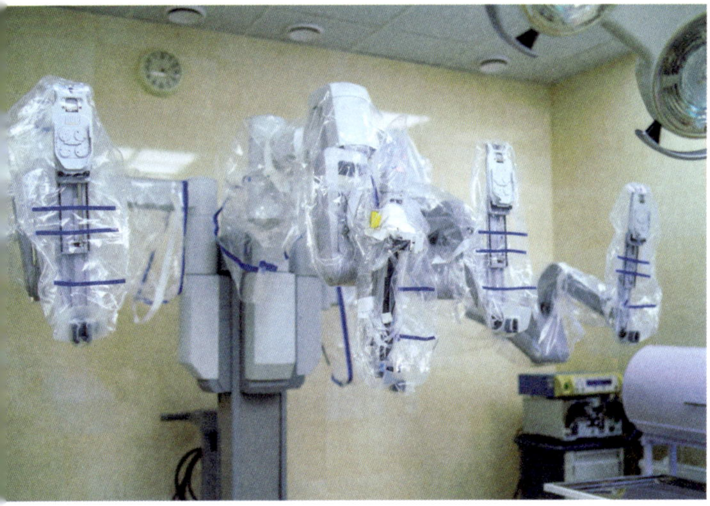

Segundo a Robot Institute of America o robô é definido como um manipulador multifuncional reprogramável feito para mover materiais, ferramentas ou instrumentos especializados por intermédio de movimento programados para realização de várias tarefas. Os robôs de utilização cirúrgica podem ser classificados de forma geral em passivos e ativos. Um robô passivo seria utilizado para posicionar corretamente um instrumento fixo e depois desligado.

O sistema Da Vinci TM é composto por quatro braços robóticos em flexibilidade de 360 graus, um deles manipula um endoscópio estéreo que gera imagem 3D e os outros manipulam hábeis instrumentos cirúrgicos, como tesouras, pinças e bisturi. Integrando o sistema tem-se um console, no qual os médicos recebem as imagens tridimensionais de alta definição e realizam os movimentos operatórios com as próprias mãos.

Estrutura do Sistema Robótico da Vinci

Entretanto, fica clara a importância de um treinamento adequado tanto para o enfermeiro como para toda a equipe cirúrgica. Um programa de treinamento permite que os profissionais adquiram competência e segurança na prática do cuidado, diminuindo os riscos para os pacientes e contribuindo para resultados positivos na assistência da enfermagem e toda equipe cirúrgica. Salienta-se a importância em padronizar a equipe cirúrgica para melhorar o atendimento de pacientes submetidos à cirurgia robótica, proporcionando um ambiente de qualidade e que garanta a segurança dos pacientes cirúrgicos. Um dos processos de responsabilidade do enfermeiro e do instrumentador é a montagem da sala de operação, ressaltando a importância da preparação da sala de operação conforme a cirurgia a ser realizada, preparando o sistema robótico, com o objetivo de proporcionar condições técnicas para o progresso adequado da cirurgia, assim, a equipe prepara equipamentos e disponibiliza materiais e instrumentais conforme o tipo específico de cirurgia. Deve-se garantir a disponibilidade dos instrumentos necessários antes do início e durante a cirurgia, sendo que no dia anterior à cirurgia, após o procedimento de outra especialidade, é necessário instalar o carrinho, console e sistema de visão de acordo com a cirurgia a ser realizada. Mesmo com os avanços tecnológicos que fomentaram o sucesso das cirurgias robóticas, a integração com o robô ainda tem suas desvantagens, a mais citada na literatura é o custo. O tempo necessário para a preparação pré-operatória da sala de operação em cirurgias robóticas é alto, elevando o tempo total da cirurgia e, assim, aumentando o custo. Diante disso, qualquer intervenção que diminua o tempo de preparo da sala cirúrgica pode levar a tempos mais curtos e, consequente, diminuição dos custos.

Tarefas realizada pela equipe de enfermagem e de cirurgia:

- Verificar a colocação e a função dos dispositivos de compressão pneumática;

- Verificar o equipamento para uma função adequada; ao preparar a sala de operação, realizar o processo de condução do robô de forma segura, conhecendo a função de cada item, calibrar o insuflador de CO_2 na pressão correta;
- Assegurar o preenchimento sobre os pontos de pressão, confirmar que todas as partes conectadas do robô estejam suficientemente seguras antes da cirurgia;
- Encaixar os braços robóticos, compreender as relações anatômicas, memorizar os passos da operação.

Outro aspecto que trata da segurança do paciente e da assistência de enfermagem é a importância do posicionamento correto do paciente. Uma avaliação clara da anatomia, orientações, pontos de referência e variações anatômicas é imperativa para trabalhar em sinergia com a equipe cirúrgica e o cirurgião do console e evitar lesão de posicionamento no paciente.

No intraoperatório o enfermeiro e instrumentador é responsável por guiar o dispositivo robótico para o carrinho do paciente, realizado sob orientação do cirurgião. A configuração e preparação do robô para a cirurgia incluem a conexão de todas as peças necessárias, como os invólucros estéreis e conectores necessários, bem como o processo de calibração. Para maior segurança dos pacientes nas cirurgias robóticas, ressalta-se a importância da utilização de check list para reduzir os erros. Cirurgias robóticas de longa duração estão associadas a riscos aumentados para os pacientes, sendo que o tempo cirúrgico estendido durante a cirurgia robótica aumenta o risco do paciente para complicações relacionadas à posição e outros eventos adversos, sendo necessário utilizar e padronizar um check list cirúrgico para melhorar a segurança do paciente e a qualidade do atendimento. Entretanto, mesmo na cirurgia robótica é necessária a contagem cirúrgica de gazes, compressas e instrumental, com objetivo de manter a segurança da cirurgia através da prevenção de retenção inadvertida de compressas ou instrumentos nas feridas cirúrgicas. Um aspecto importante citado é o fluxo eficiente dentro da sala de operação, pois este é crucial para a segurança do paciente. São necessários estudos baseados em evidências para enfrentar desafios modernos relacionados a equipamento que aumentem o acesso, a eficiência do fluxo de trabalho e a segurança do paciente. Quanto ao preparo da equipe de enfermagem para a conversão de uma cirurgia robótica para cirurgia aberta, não existem protocolos padronizados, portanto possíveis armadilhas e erros durante a conversão podem ocorrer, entretanto nunca foram descritos. Devemos ressaltar a importância de a equipe de cirurgia laparoscópica e robótica estar preparada para enfrentar uma conversão para a cirurgia aberta, embora este seja um evento raro. Os maiores erros durante esse processo estão no conflito de espaço e na falta de protocolo com uma sequência de tarefas. Para isso, recomenda-se adequar essas conversões em simulações repetidas com aumento da liderança e delimitação dos papéis de cada membro da equipe e reorganização da sala cirúrgica. É importante que cada membro da equipe conheça o seu papel para uma possível emergência e saiba a responsabilidade de cada um nas cirurgias robóticas.

REFERÊNCIAS BIBLIOGRÁFICAS

ALMEIDA DV. Humanização dos cuidados em saúde: uma proposta conceitual. 2 ed. Goiânia: AB Editora, 2019.

ALBURQUERQUE, E. G. S. de. Centro cirúrgico: avaliação orientadora de um estabelecimento assistencial de saúde pública do município de Fortaleza, Ceará. Monografia (Título de Especialista em Engenharia Clínica) - Escola de Saúde Pública do Ceará, Ceará, 2008.

ALMEIDA, A. E. R. F.; ALMEIDA, Z. M. O. F. Instrumentos cirúrgicos. Disponível em: . Acesso em: 14 de mai. de 2012. ANIC - Associação Nacional de Instrumentadores Cirúrgicos. Código de ética. Disponível em: http://www.anic.com.br/codigo.html. Acessado em: jan 2012.

ANVISA. Curso Básico de Controle de Infecção Hospitalar – Caderno C: Métodos de Proteção Anti-infecciosa. 2000. Disponível em: . Acesso em: 13 de fev. de 2012.

BRASIL. Agência Nacional de Vigilância Sanitária. Departamento de Normas Técnicas. Resolução da Diretoria Colegiada n° 50, de 21 de fevereiro de 2002. Dispõe sobre o Regulamento Técnico para planejamento, programação, elaboração e avaliação de projetos físicos de estabelecimentos assistenciais de saúde. Diário Oficial da União da República Federativa do Brasil, Brasília, 2002.

BRASIL, MINISTÉRIO DA SAÚDE. Portaria n 2616/GM de 12 de maio de 1998. Diário Oficial da União da República Federativa do Brasil, Brasília, seção 1, n 89, pp. 133, 13 de maio 1998.

BROOKS, S. M. A Enfermagem na Sala de Cirurgia. 2. ed. Rio de Janeiro: Interamericana, 1980.

CIRINO, L. M. I. Manual de técnica cirúrgica para graduação. 1. ed. São Paulo: Sarvier, 2003.

CONNER, R. Perioperative Standards and Recommended Practices. Denver, CO: AORN, Inc, 2009.

FERNANDES, L. R. A. Centro Cirúrgico: Princípios de Técnica Cirúrgica. In:Aula de Medicina, 2005, Santos. Anais eletrônicos. Santos: UNIMES, 2005. Disponível em: . Acesso em 15 jan. 2012.

FONTANA, R. T. As infecções hospitalares e a evolução histórica das infecções. Revista Brasileira de Enfermeira. 2006 set-out; 59(5): 703-6. 703

GOFFI, F. S. Técnica cirúrgica: bases anatômicas, fisiopatológicas e técnicas da cirurgia. 4. ed. Rio de Janeiro: Atheneu, 2007.

HINKLE JL, CHEEVER KH. BRUNNER & SUDDARTH - Tratado de Enfermagem Médico-Cirúrgica. 14 ed. 2 Vols. Rio de Janeiro: Guanabara Koogan, 2020. p. 418-81.

JARDIM DP, COUTINHO RMC, BIACHI ERF, COSTA ALS, VATTIMO MFF. Assistência de enfermagem no período transoperatório. In Carvalho R & Biachi ERF. Enfermagem em Centro Cirúrgico e Recuperação. 2 ed. Barueri: Manole, 2016. p. 146-59.

LIMA, D. F. Clínica Cirúrgica. Centro Técnico Templários. 2012. Disponível em: < pt.scribd.com/doc/79638299/96/Fitas-adesivas-de-pele>. Acesso em: 24 de fev. de 2012.

MARGARIDO, N. F.; TOLOSA, E. M. C. Técnica cirúrgica prática. São Paulo: Atheneu, 2001. MARQUES, R. G. Técnica Operatória e Cirurgia Experimental. Rio de Janeiro: Guanabara Koogan, 2005

MEEKER, M. H.; ROTHROCK, J. C. Alexander: Cuidados de enfermagem ao paciente cirurgoco. 10 ed. Rio de Janeiro: Guanabara Koogan, 2008.

MONTEIRO E.L.C, SANTANA E. Técnica Cirúrgica. Rio de Janeiro: Guanabara Koogan, 2006

NEALON, T. F. Técnica cirúrgica básica. 3.ed. Rio de. Janeiro: Interamericana, 1980.

POSSARI, J. F. Centro Cirúrgico: Planejamento, Organização e Gestão. 2ª edição. São Paulo:Iátria, 2004. ROSA, M. T. L. Manual de Instrumentação Cirúrgica. 3 edição. São Paulo: Rideel, 2009.

SAAD, W. A.; PARRA, O. M; FARIA, P. N. Instrumentação Cirúrgica. CEDAS – Centro São Camilo de Desenvolvimento em Administração da Saúde, 1993.

TOLOSA, E. M. C; PEREIRA, P. R. B.; MARGARIDO, N. F. Metodização Cirúrgica: Conhecimento e Arte. 1. ed. São Paulo: Atheneu, 2005.

TUDURY, E. A.; POTIER, G. M. A. Tratado de Técnica Cirúrgica Veterinária, 1 ed. São Paulo: MedVet, 2009.

UNIVERSIDADE ESTADUAL DO PARÁ. Instrumental cirúrgica. Disponível em: . Acesso em : 20 de fev. de 2012.

POSSARI JF. Posicionamento do paciente para cirurgia. In: _____. Centro Cirúrgico: planejamento, organização e gestão. 5 ed. São Paulo: Iátria, 2009. p. 132-5.

PARRA, O.M. SAAD, W.A; Instrumentação Cirúrgica – Guia de Instrumentação Cirúrgica e de Auxílio Técnico ao Cirurgião; Editora Atheneu, 3ª Edição; São Paulo; 2005.

ROSA, M. T. L; Manual de Instrumentação Cirúrgica; Editora Rideel; 3ª Edição; São Paulo; 2009.

SERTORI, A.W.T. TONELLI, S.R; Centro Cirúrgico: aspectos gerais – Guia para a prática da Instrumentação Cirúrgica; Editora Andreoli, 1ª Edição; São Paulo, 2011.

MARTINS FZ, DALL'AGNOLL CM. Surgical center: challenges and strategies for nurses in managerial activities. Rev Gaúcha Enferm [Internet]. 2016 [cited 2018 May 19];37(4):e56945. Available from: http://dx.doi.org/10.1590/1983-1447.2016.04.56945

SILVA DC, ALVIM NAT. [Surgical Center environment and its elements: implications for nursing care]. Rev Bras Enferm [Internet]. 2010 Portuguese. Rev Bras Enferm [Internet]. 2019;72(3):832-8. 837 Atuação da enfermagem em cirurgias robóticas: revisão integrativa Martins RC, Trevilato DD, Jost MT, Caregnato RCA.

PICCOLI C, GALVÃO CM. [Perioperative nursing: identification of the nursing diagnosis infection risk based on levine's conceptual model]. Rev Lat Am Enfermagem [Internet]. 2001 [cited 2018 Jun 24];9(4):37-43. Available from: http://dx.doi.org/10.1590/S0104-11692001000400007 Portuguese.

SANTOS FK, SILVA MVG, GOMES AMT. Understanding the forms of care of nurses in the operating room: a construction based on the grounded theory method. Text Context Nursing [Internet]. 2014 [cited 2019 Jan 24];23(3):696-703. Available from: http://dx.doi.org/10.1590/0104-07072014001140013

Ulmer B. Best practices for minimally invasive procedures. AORN J [Internet]. 2010 [cited 2019 Mar 14];91(5):558-75. Available from: http:// dx.doi.org/10.1016/j.aorn.2009.12.028

SZOLD A, BERGAMASCHI R, BROEDERS I, DANKELMAN J, FORGIONE A, LANGO T, ET AL. European association of endoscopic surgeons (EAES) consensus statement on the use of robotics in general surgery. Surg Endosc [Internet]. 2015 [cited 2019 Mar 14];29(2):253-88. Available from: http:// dx.doi.org/10.1007/s00464-014-3916-9

Sites consultados:

BRASIL. Resolução Cofen 358/2009. Disponível em http://www.cofen.gov.br/resoluo-cofen-3582009_4384.html

DARZI SA, MUNZ Y. The impact of minimally invasive surgical techniques. Annu Rev Med [Internet]. 2004 [cited 2019 Mar 14];55:223-37. Available from: http://dx.doi.org/10.1146/annurev.med.55.091902.105248

DE LAMBERT G, FOURCADE L, CENTI J, FREDON F, BRAIK K, SZWARC C, et al. How to successfully implement a robotic pediatric surgery program: lessons learned after 96 procedures. Surg Endosc [Internet]. 2013 [cited 2019 Mar 14];27(6):2137-44. Available from: http://dx.doi. org/10.1007/s00464-012-2729-y

GAIA G, HOLLOWAY RW, SANTORO LMS, AHMAD S, DI SILVERIO E, SPINILLO A. ROBOTIC-assisted hysterectomy for endometrial cancer compared with traditional laparoscopic and laparotomy approaches: a systematic review. Obstet Gynecol [Internet]. 2010 [cited 2019 Mar 14];116(6):1422- 31. Available from: http://dx.doi.org/10.1097/AOG.0b013e3181f74153

INSTITUTE JOANNA BRIGGS. New JBI levels of evidence: developed by Joanna Briggs Institute Levels of Evidence and Grades of Recommendation

KANG MJ, DE GAGNE JC, KANG HS. Perioperative nurses' work experience with robotic surgery: a focus group study. Comput Inform Nurs [Internet]. 2016 [cited 2019 Mar 14];34(4):152-8. Available from: http://dx.doi.org/10.1097/CIN.0000000000000224

LEE SJ, CALDERON B, GARDNER GJ, MAYS A, NOLAN S, SONODA Y, et al. The feasibility and safety of same-day discharge after robotic-assisted hysterectomy alone or with other procedures for benign and malignant indications. Gynecol Oncol [Internet]. 2014 [cited 2019 Mar 14];133(3):552-5. Available from: http://dx.doi.org/10.1016/j.ygyno.2014.04.006

WORKING PARTY [Internet]. October 2013 [cited 2018 May 19]. Available from: https://bit.ly/1KbXrOR

MADUREIRA DMF. Robotic surgery. A reality among us. Rev Col Bras Cir [Internet]. 2015 [cited 2018 May 19];42(5):281-2. Available from: http:// dx.doi.org/10.1590/0100-69912015005002

MENDES KDS, SILVEIRA RCCP, GALVÃO CM. [Integrative literature review: a research method to incorporate evidence in health care and nursing]. Texto Contexto Enferm [Internet]. 2008 [cited 2018 June 22];17(4):758-64. Available from: http://dx.doi.org/10.1590/ S0104-07072008000400018 Portuguese.

MINNILLO BJ, CRUZ JAS, SAYAO RH, PASSEROTTI CC, HOUCK CS, MEIER PM. Long-term experience and outcomes of robotic assisted laparoscopic pyeloplasty in children and young adults. J Urol [Internet]. 2011 [cited 2019 Mar 14];185(4):1455-60. Available from: http://dx.doi.org/10.3410/f.9899957.10611055

NETO, J. M. da C. et al. Instrumental e Instrumental cirúrgica. Universidade Federal da Bahia. 2009. Disponível em: < http://www.cirurgia. vet.ufba.br/arquivos/docs/aulas/instrumental24082011.pdf> Acesso em: 26 de jun. de 2012.

TELJEUR C, O'NEILL M, MORAN PS, HARRINGTON P, FLATTERY M, MURPHY L, et al. Economic evaluation of robot-assisted hysterectomy: a cost-minimisation analysis. BJOG [Internet]. 2014 [cited 2019 Mar 14];121(12):1546-53. Available from: http://dx.doi. org/10.1111/1471-0528.12836

SOUSA CS, GONÇALVES MC, LIMA AM, TURRINI RNT. Advances in the role of surgical center nurses. J Nurs UFPE [Internet] 2013 [cited 2018 May 19];10(7):6288-93. Available from: https://doi.org/10.5205/1981-8963-v7i10a12268p6288-6293-2013

OSHIRO EO, CARRASCO AR, SIERRA JM, MARTÍNEZ CP, ROMO IG, SOPELANA FR, et al. [Multidisciplinary development of robotic surgery in a university tertiary hospital: organization and outcomes]. Cir Esp [Internet]. 2010 [cited 2019 Mar 14];87(2):95-100. Available from: doi:10.1016/j.ciresp.2009.10.008 Spanish.

SANANES N, GARBIN O, HUMMEL M, YOUSSEF C, VIZITIU R, LEMAHO D, et al. Setting up robotic surgery in gynaecology: the experience of the strasbourg teaching hospital. J Robot Surg [Internet]. 2011 [cited 2019 Mar 14];5(2):133-6. Available from: http://dx.doi.org/10.1007/s11701-010-0231-x

YAFFEE DW, LOULMET DF, KELLY LA, Ward AF, Ursomanno PA, Rabinovich AE, et al. Can the learning curve of totally endoscopic robotic mitral valve repair be short-circuited? Innovations [Internet]. 2014 [cited 2019 Mar 14];9(1):43-8. Available from: http://dx.doi.org/10.1097/IMI.0000000000000039

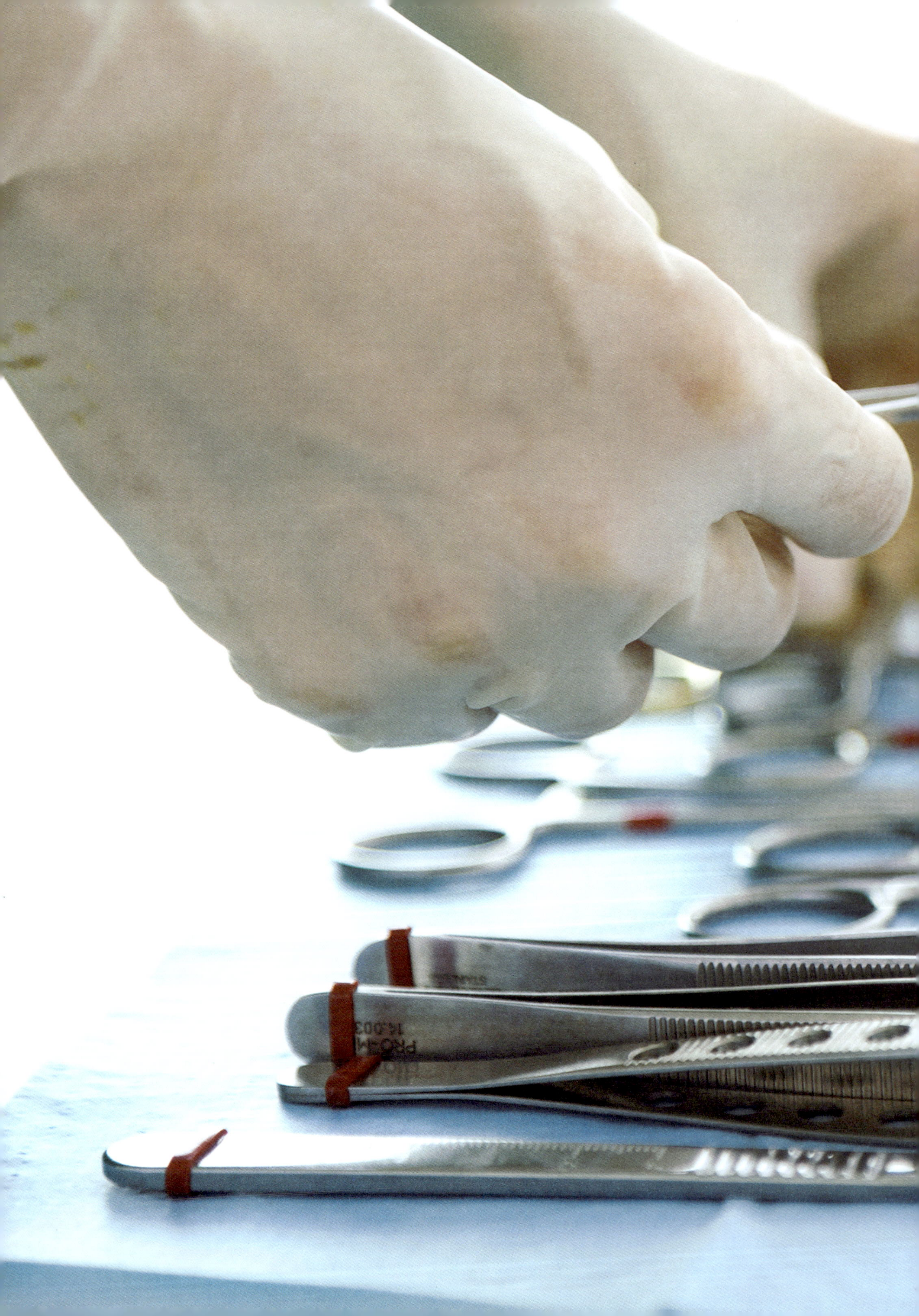